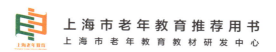

上海市老年教育推荐用书
上海市老年教育教材研发中心

老年人四季养生

傅 华 主审

尉敏琦 周热娜 编著

復旦大學出版社

上海市老年教育推荐用书编委会

主　　　任	李骏修
常务副主任	毕　虎
编　　　委	陈跃斌　殷　瑛　李学红
	赵莉娟　史济峰　郁增荣
	蔡　瑾　吴　松　崔晓光

总 序

上海市老年教育推荐用书是在上海市学习型社会建设与终身教育促进委员会办公室、上海市老年教育工作小组办公室和上海市教委终身教育处的指导下，由上海市老年教育教材研发中心牵头，联合有关单位和专家共同研发的系列推荐用书。本系列用书秉承传承、规范、创新的原则，以国家意志为引领、以地域特色为抓手、以市民需求为出发点，研发具有新时代中国特色、上海特点的老年教育推荐用书，丰富老年人的教育学习资源，满足老年人的精神文化需求。

本次出版的推荐用书既包含"上海时刻"中华人民共和国成立70周年献礼、生活垃圾分类、鹤发童"言"、美术鉴赏等时代热点和社会关注的内容，也包含老年人权益保障、老年人心理保健、四季养生、家居艺术插花、合理用药等围绕老年人生活需求的内容。在教材内容和体例上尽量根据老年人学习的特点进行编排，在知识内容融合的前提下，强调基础、实用、前沿；语言简明扼要、通俗易懂，让老年学员看得懂、学得会、用得上。在教材表现形式上，充分利用现代信息技术和多媒体手段，以纸质书为主，配套建设电子书、有声读物、学习课件、微课等多种学习资源。完善"指尖上的老年教育"微信公众号的教育服务功能，打造线上、线下灵活多样的学习方式，积极构建泛在可选的老年学习环境。

"十三五"期间，上海市老年教育教材研发中心共计策划出版上海市老年教育推荐用书50本。这是一批可供老年教育机构选用的

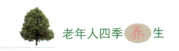

教学资源,能改善当前老年教育机构缺少适宜教学资源的实际状况,也能为老年教育教学者提供教学材料、为老年学习者提供学习读本。系列推荐用书的出版是推进老年教育内涵发展,提升老年教育服务能力的重要举措;也是积极践行"在学习中养老"的教育理念,为老年人提供高质量的学习资源服务,进一步提高老年人的生命质量与幸福指数,促进社会和谐与文明进步。

本套上海市老年教育推荐用书凝聚了无数人的心血,感谢各级领导和专家的悉心指导,感谢各位老年教育同行的出谋划策,还有所有为本次推荐用书的出版工作做出贡献的老师,一并感谢。

上海市老年教育教材研发中心
2020 年 2 月

前　言

老龄化是社会进步的表现,也是21世纪不可逆转的世界性趋势。据联合国预测,1990—2020年世界老龄人口平均年增速度为2.5%,老龄人口占总人口的比重从1995年的6.6%上升至2020年的9.3%。在我国,老龄人口的增长速度和比重均超过了世界水平,预计到2020年我国65岁以上老龄人口将达1.67亿人,约占全世界老龄人口(6.98亿人)的24%。也就是说,全世界4个老年人中就有1个是中国老年人。

惯有思维下,人们总是将年龄增长与失能及疾病缠身相联系,老龄化也常常让人联想到社会负担的增加。其实,这些都是对老年人的成见和偏见,源于对年龄的刻板印象和代际关系的紧张。这样的认识不仅年轻人有,老年人自己也经常这么认为。其实,年龄只是每个人生命历程的事件记录和标志。尤其是在社会心理角度,步入老龄并不一定意味着记忆力衰退、智力水平退化、依赖于他人。相当多的研究也表明,工作表现并不随着年龄降低。扛起新冠战"疫"大旗的钟南山、主演《大雪降至》的表演艺术家祝希娟、勇斗不法商家的职业卫生专家王簃兰等都是在逾80高龄下成就了事业上的华彩一笔。可见,退休只是一个人职业历程中的一个标记,人们在退休后照样可以怀揣梦想,追求事业的成功。因此,面对年龄增长的心态很重要。有人戏说:"不要老说自己老,说着说着自己真的会老。"其实并非没有道理。

年龄作为一个人生命历程的事件记录和标志,我们以此将人们分成了不同的群体,不同年龄阶段有各自的身体功能、社会角色和心理状态特征。联合国可持续性发展议程中,目标三要求"让不同年龄段的所有人都过上健康的生活,促进他们的福祉"。步入老龄,应客观地看待自身身体功能、社会角色、心理状态的变化,顺应自身生理、心理变化采取适宜的养生保健措施,才能更好地保持健康、享受人生。

一年之中,随着春温、夏热、秋凉、冬寒的四时气候更迭,万物表现出春生、夏长、秋收和冬藏的自然规律,人类也不例外。人与自然是一个统一的整体,人体的脏腑功能活动和气血运行与季节的变化息息相关。四时气候的变化,对人体的生理、病理及疾病的预后等都会产生很大的影响。顺应自然气候变化而进行有针对性的养生保健,被越来越多的人认可与推崇。

本书拟从"认识自己"着手,引导老龄人群重新认识自身的生理状态、体质变化、社会角色转变与心理特征变化。我们将以四季更替为主线,结合季节特点与老年人防病保健的需要,从饮食起居、防病保健等方面入手,运用浅显易懂的语言,细数老年人养生保健的知识与技能,指导老年朋友通过简单易行的方法,有效地防治疾病,促进健康。

由于水平有限,书中难免存在不足,未必尽如人意,敬请读者批评指正。

尉敏琦　周热娜

2020年3月于上海

目 录

第一章 认识自己

第一节 生理特征 …………………………………………………… 1
- 到底几岁，才算是老年人 ……………………………………… 1
- 人为什么会变老 ………………………………………………… 3
- 老，是什么样子 ………………………………………………… 4
- 人的衰老，是从微观世界开始的吗 …………………………… 5
- 为什么吃货老了，吃啥都不香了 ……………………………… 7
- 上了年纪，心脏血管还好吗 …………………………………… 8
- 如何早期发现脏器功能损害 …………………………………… 10
- 为什么越来越多的疾病喜欢黏上我们 ………………………… 11

第二节 心理特征 …………………………………………………… 13
- 为什么老年人的心理健康越来越被关注 ……………………… 13
- 临老阶段，大家的心理状态也在改变吗 ……………………… 14
- 步入老年，每个人都会面临这些心理状态吗 ………………… 15
- 年纪大了，可能会有哪些心理问题 …………………………… 18

- 生命后期，还会遭遇怎样的心理问题 …………… 20

第三节　享受生活 …………………………… 21
- 老年人该如何面对衰老 ………………………… 21
- 什么是养生的第一要务 ………………………… 22
- 如何应对离退休综合征 ………………………… 24
- 如何维系好晚年的夫妻关系 …………………… 27
- 如何处理与子女的关系 ………………………… 28

第二章　春季养生

第一节　季节与健康 …………………………… 30

第二节　饮食起居 ……………………………… 35
- 如何让自己睡个好觉 …………………………… 35
- 如何摆脱"春困"困扰 ………………………… 37
- 春季宜吃哪些食物养肝护肝 …………………… 37
- 哪些食物容易引起食物过敏 …………………… 38
- 扶老携幼春游应注意什么 ……………………… 39
- 徒步旅行中，如何健身又健心 ………………… 40
- 自驾旅游时，如何进行自我调节 ……………… 41
- 老年人也需要参加运动吗 ……………………… 42
- 老年运动锻炼须注意什么 ……………………… 43
- 适合老年人运动锻炼的方式有哪些 …………… 44
- 如何把握运动时间和强度 ……………………… 46
- 春季适宜开展哪种运动 ………………………… 47
- 春季锻炼有何禁忌 ……………………………… 47
- 运动时应如何饮水 ……………………………… 48
- 为什么养生家尤为强调春季梳头 ……………… 48

第三节　健康评定 …… 50
- 为什么老年人更需定期进行健康体检 …… 50
- 如何才能让体检结果不失真 …… 50
- 老年人该如何选择体检套餐 …… 52
- 为什么老年人还应定期进行记忆体检 …… 54
- 体检报告中的"复查"是什么意思 …… 54

第四节　疾病防护 …… 55
- 什么时候该佩戴口罩 …… 55
- 如何选择合适的口罩 …… 56
- 如何正确佩戴口罩 …… 57
- 如何处理使用后的口罩 …… 58
- 什么情况下需要洗手 …… 58
- 如何正确洗手 …… 59
- 突然想咳嗽或打喷嚏时该怎么做 …… 60
- 怎样防治花粉症 …… 60
- 如何预防过敏性鼻炎 …… 61
- 如何预防面部季节性皮炎 …… 61
- 何为老年高血压 …… 62
- 如何树立老年高血压治疗的降压目标 …… 63
- 遇到血压突然升高怎么办 …… 63
- 为什么控制清晨血压这么重要 …… 64

第三章　夏季养生
第一节　季节与健康 …… 66
第二节　饮食起居 …… 72
- 盛夏季节,饮食上应注意什么 …… 72

- 夏季适宜的食物有哪些 …… 73
- 要怎么吃才能养生又长寿 …… 74
- "夏吃姜"有何道理 …… 77
- 几则盛夏食疗佳肴推荐 …… 79
- 盛夏季节,哪些食物宜少吃 …… 79
- 如何确保食品安全 …… 80
- 如何健康饮水,科学消暑 …… 81
- 烈日当头,学会防晒 …… 82
- 昼长夜短季节,如何促进睡眠健康 …… 83
- 如何抵御蚊虫侵扰 …… 84
- 如何游得更惬意 …… 84
- 夏季保健,不妨试试呵气功 …… 85
- 夏季怎样安排运动时间才适宜 …… 86
- 夏季消暑应注意哪些事项 …… 86

第三节 疾病防护 …… 88

- 如何避免中暑 …… 88
- 如何预防空调病 …… 89
- 盛夏季节,难道还得防寒 …… 90
- 如何进行夏季腹泻家庭护理 …… 90
- 应对腹泻,是否犯过这些错 …… 91
- 如何预防皮炎发作 …… 92
- 如何预防"红眼病" …… 93
- 是不是人人都适合"冬病夏治" …… 93
- 如何预防"热感冒" …… 94
- 为什么天热了,老慢支反而复发了 …… 95
- 血压低一些了,能少吃点降压药了吗 …… 96

第四章　秋季养生

第一节　季节与健康 …………………………………… 98

第二节　饮食起居 ………………………………………… 104

- 入秋后,如何调整日常作息 …………………………… 104
- 如何降伏"秋老虎" …………………………………… 104
- 怎样"秋冻"才健康 …………………………………… 105
- 如何防秋燥 ……………………………………………… 106
- 如何应对唇裂痛苦 ……………………………………… 106
- 入秋了,老年人在饮食上有何禁忌 …………………… 106
- 收割季节,4个"尽量"煮出一锅健康米饭 ………… 107
- 秋燥时节,有何适宜的药粥 …………………………… 108
- 秋天哪些应季蔬菜利于养生 …………………………… 109
- 年纪大了,该怎么吃才好 ……………………………… 110
- 凉爽秋日,老年人适合开展什么运动锻炼 …………… 112
- 秋日登高须注意什么 …………………………………… 113
- 何时减肥最适宜 ………………………………………… 113
- 老年人如何延缓肌肉衰减 ……………………………… 115
- 如何运动有助于延年益寿 ……………………………… 115

第三节　疾病防护 ………………………………………… 116

- 流感来袭,您接种流感疫苗了吗 ……………………… 116
- 如何防治干燥性鼻炎 …………………………………… 117
- 千万别疏忽了脑卒中预警的"黄牌"信号 …………… 118
- 脑卒中发作,该如何应对 ……………………………… 119
- 脑卒中后该如何实施康复训练 ………………………… 120
- 如何判断脑卒中患者的功能恢复情况 ………………… 122
- 秋末冬初,老慢支患者如何做好日常防护 …………… 124

- 冠心病患者该如何热水洗浴 …… 124

第五章　冬季养生

第一节　季节与健康 …… 126

第二节　饮食起居 …… 132

- 家庭如何防治尘螨侵袭 …… 132
- 如何适当保暖 …… 133
- 冬令如何进补 …… 134
- 冬季食补，须重点补充哪四类 …… 136
- 为什么老人更应每天喝牛奶 …… 137
- 如何将火锅吃出营养和健康 …… 138
- 新鲜蔬菜、水果对心脑血管有多重要 …… 139
- 饮食中要怎么做，才能实现低盐又可口 …… 140
- 寒冬季节，如何长跑锻炼才健康 …… 141
- 冬春季节，如何科学晨练 …… 142
- 冬季健身须注意什么 …… 144
- 老年人洗澡时应注意什么 …… 145
- 如何进行皮肤保养 …… 146

第三节　疾病防护 …… 148

- 如何防止煤气中毒 …… 148
- 如何防止冻疮复发 …… 148
- 如何防治手足皲裂 …… 149
- 冬季如何预防口角炎 …… 150
- 为什么心脏病在这些时候高发 …… 151
- 怎么预防心脑血管病 …… 152
- 什么状况可能诱发急性心肌梗死 …… 153

- 心肌梗死有何前兆症状 ················· 154
- 老年人急性心肌梗死有何特点 ············· 154
- 发生急性心肌梗死应该怎么办 ············· 155
- 如何正确使用救命药 ··················· 156
- 如何预防心肌梗死再发 ················· 158

参考资料 ······································ 160

第一章 认识自己

古希腊德尔斐的阿波罗神庙上有句箴言："你须知道自己。"在此，我们也想借用一下这句名言，提醒每一位老年朋友："您须知道您自己。"这里所谓的"自己"包括您的身体功能、心理状态、社会角色等各个方面。随着年龄的增长，每个人的身体功能、心理状态、社会角色都会随之改变，这是客观规律。在不同的年龄阶段，我们每个人都须不断地重新认识自己。无论您曾经的经历多么波澜壮阔，抑或是困苦艰辛，都须正视这一客观规律。正确地认识自己，顺应自身生理、心理变化采取适宜的养生保健措施，才能更好地保持健康、享受人生。

第一节 生 理 特 征

• 到底几岁，才算是老年人

生命周期是一个渐变的过程。实际上，从壮年到老年并没有非常清晰的分界线。因此，对于老年人的定义也是不同的。这里，不妨用以下几种年龄来综合判断一下。

1. **年代年龄** 所谓年代年龄，也就是出生年龄，是指个体离开母体后在地球上生存的时间。我国历来称60岁为"花甲",现阶段以60岁以上为划分老年人的通用标准。就年龄阶段而言：45～59岁为老年前期,我们称之为中老年人；60～89岁为老年期,我们称之为老人；90以上为长寿期,我们称之为长寿老人；而100以上称为百岁老人。世界卫生组织将65周岁以上的人确定为老年,将15～44岁的人称为青年人,45～59岁的人称为中年人,60～74岁的人称为年轻老年人,75岁以上的才称为老年人,90岁以上的人称为长寿老人。

2. 生理年龄 所谓生理年龄,指以个体细胞、组织、器官、系统的生理状态、生理功能以及反映这些状态和功能的生理指标确定的个体年龄。按照生理年龄,可将人的一生分为4个时期：出生至19岁为生长发育期,20～39岁为成熟期,40～59岁为衰老前期,60岁以上为衰老期。人们认为,生理年龄在60岁以上的人为老年人。生理年龄主要采用血压、呼吸量、视觉、血液、握力和皮肤弹性等多项生理指标来决定。

3. 心理年龄 所谓心理年龄,是根据个体心理学活动的程度来确定的个体年龄。心理年龄以意识和个性为主要测量内容,可分为3个时期：出生至19岁为未成熟期,20～59岁为成熟期,60岁以上为衰老期。人们认为,心理年龄在60岁以上的人为老年人。

4. 社会年龄 所谓社会年龄,是根据一个人在与其他人交往中的角色作用来确定的个体年龄。一个人的社会地位越高,起的作用越大,社会年龄就越成熟。

一般情况下,大家常以年代年龄来判断老年。有时,也会用生理年龄或者心理年龄来判断。但其实,生理年龄、心理年龄的含义都与年代年龄不同,往往也是不同步的。从年代年龄、生理年龄、心理年龄和社会年龄的关系上看,年代年龄受之父母,不可改变,但生理年龄、心理年龄和社会年龄却可以通过身心锻炼、个人努力加以改变,推迟衰老,弥补不足。

• **人为什么会变老**

老,即老化、衰老。但实际上,衰老并不是老年人的专属。衰老是伴随生命发生、发展过程中的一种活动,是机体从构成物质、组织结构到生理功能的丧失和退化过程。事实上,衰老过程是从受精卵到死亡之间持续发生的,只是到了一定的阶段衰老的特征才比较明显地显现出来。

衰老本身具有六大特性。第一是普遍性。即任何生物体都会发生衰老。第二是内在性。生物学认为,衰老过程是生物体内自发的必然过程。也就是说,即使生活在最适宜的环境中,生物体也会逐渐衰老。第三是进行性。衰老过程是随着时间的推移而不断发展的。第四是有害性。衰老也是指机体对环境的生理和心理适应能力进行性降低,导致生病机会增加,逐渐趋向死亡。第五是个体差异性。即使在同一类生物中,不同个体间的衰老进程也是不同的,尤其是在生命后期,这种差异性则更为明显。因此,才有延缓衰老、延长寿命之说。第六是可干扰性。虽然衰老是内在的自发过程,但外界因素也可加速或延缓衰老过程的进程。

从生物学角度看,衰老是由新陈代谢减退引起的。新陈代谢是生命活动的基本特征之一,包括合成代谢和分解代谢。在童年期和青年期,机体的合成代谢高于分解代谢,人体处于生长发育状态;到了壮年期,机体的合成代谢和分解代谢达到基本平衡,人体变化趋于稳定;进入中年期和老年期,分解代谢逐渐高于合成代谢,衰老特征也就逐渐明显。新陈代谢一旦停止,人的生命活动也就结束了。可见,在人的一生中,上述变化是普遍存在的,生理性老化是不可避免的自然规律。

从病理学角度看,衰老是应激和劳损、损伤和感染、免疫反应衰退、营养失调、代谢障碍以及疏忽和滥用药物积累的结果。由于内在或外在的刺激，衰老过程会提早发生，被称为早衰。早衰是一种病理性老化。随着年龄的增长，出现病理性老化的机会也增加，但病理性老化并不是必然发生的。病理性老化是可以防止和推迟的。

从社会学上看，衰老也表现在内心的心理状态上，常常表现为个人对新鲜事物失去兴趣，超脱现实，喜欢怀旧等。心态好的人，即使上了年纪，整个人给人的感觉也是充满活力的。身体的衰老不可逆转，但心理上的年轻和活力是可以保持的。

- **老，是什么样子**

衰老是个体生长、成熟的必然的连续变化过程，是人体对内外环境适应能力减退的表现。人的老化首先就从生理方面开始，这种生理特征的变化当然也体现在外观形态的变化上。随着年龄的增长，特别是人到中年以后，老年人特有的体态和外形特征日益显现。比如，白发、秃顶、皱纹、皮肤粗糙及弹性变差、身高缩短、腰背弯曲、体重及体型改变等。

1. **毛发**　头发变白是老年人的明显特征之一。少数人在30岁左右就开始出现白发，随着年龄的增长，白发逐渐增多。部分老年人还会出现脱发，甚至秃顶的现象。

2. **皮肤**　随着年龄增长，皮肤的血液循环减慢，真皮内的弹力纤维断裂，表皮和皮肤附属器萎缩，皮肤容易出现皱褶。过度的风吹日晒容易使皮肤枯化和干燥，并产生细小皱纹，加速皮肤老化。颜面部、手背、胸背部、躯干等处可出现各种老年人特有的斑痣，如老年疣、老年性色素斑、老年血管痣等。肌肉有不同程度萎缩，双手和腿部肌肉力量减弱，关节韧带松弛，步履渐慢。

3. **眼部**　老年人由于眼眶内脂肪组织逐渐减少，提上睑肌张力不足，显得眼眶较大、眼球凹陷、睑裂变小。由于皮肤松弛，眼轮匝肌张力减弱，出现上睑下垂、下睑外翻的现象。由于脂类物质沉着和血管硬化,巩膜也会出现淡黄色。

4. 身高 人到老年,由于脊椎长期受压负重而出现椎间隙变窄,椎骨略趋扁平,脊柱生理性弯曲改变,因此身高较年轻时变矮。有的老人还会出现弯腰驼背等体征。

5. 体重 老年人体重的变化因人而异。由于老年人细胞内液体含量较年轻人明显减少、细胞实质萎缩以及细胞数量减少等原因,有些人的体重会随年龄增大而逐渐减轻,变得消瘦。但由于老年人体内脂肪代谢功能减退,导致脂肪沉积增加,有些老年人体重会逐渐增加。尤其是老年女性由于内分泌功能退化,脂肪沉积就更加明显。由于腰部脂肪沉积增加,有些老年人也会出现腰粗现象,显得下肢短。

6. 其他 肌肉松弛、牙龈萎缩、牙齿松动脱落、语言缓慢、耳聋眼花、手指哆嗦、运动障碍等也是老年人常见的外貌特征。

当然,上述变化的个体差异很大。有的人六七十岁了,但依然神采奕奕,身体看上去很好;有的人年纪并不大,但已出现未老先衰的样子。因此,显然不能仅看外貌来判断人的年龄。

- **人的衰老,是从微观世界开始的吗**

人体细胞是人体结构和生理功能的基本单位。在人的生命过程中,细胞形态以及细胞内所进行的物质代谢时刻都在发生变化,而这些变化也时刻影响着人体衰老的过程。

1. 细胞数量减少 人体细胞约有 40 万亿～60 万亿个,不同种类的细胞的寿命也不同。肠黏膜细胞的寿命为 3 天,肝细胞寿命为 150 天,味蕾细胞的寿命为 10 天,指甲细胞的寿命为 6～10 个月,而脑、骨髓、眼睛里的神经细胞的寿命有几十年,与人体寿命几乎相等。血液中的白细胞有的只能活几小时。

根据细胞的增殖能力、分化程度和生存时间,可将人体的组织细胞分为4类：①更新组织细胞，即执行某种功能的特化细胞，这类细胞在生存一定时间后衰老死亡，由新的细胞分化成熟补充，如上皮细胞、红细胞等；②稳定组织细胞，是分化程度较高的组织细胞，功能专一，正常情况下没有明显的衰老现象，细胞分裂也很少，但在某些细胞受到致病因子损害时，其余细胞能恢复分裂能力，以补充失去的细胞，使其破坏的器官重新修复，如肝细胞；③恒久组织细胞，属于高分化的细胞，个体一生中没有细胞更替，即使遭遇破坏或丧失也不能由同类细胞分裂补充，如神经细胞；④可耗尽的组织细胞，这类细胞在人的一生中逐渐消耗，且不能得到补充，最终消耗殆尽，如卵巢实质细胞。我们通常说的细胞生长更替，主要指第一类细胞。

人体内各处的细胞总是在不断生长更替着的。在成年人体内，细胞的总数保持相对恒定的状态。但由于老年人体内细胞的有丝分裂水平降低，新生细胞的数量不能完全弥补细胞凋亡的数量。因此，老年人体内的细胞总数会随着年龄的增长而逐渐减少。当然，正常情况下也不必担心。因为人体内的细胞数量其实是多于实际功能需要的，有许多细胞处于储备状态，细胞数量逐渐减少对人体各器官功能活动影响并不大。但在手术、疾病等损伤状态下，细胞有丝分裂能力的减退，则会直接影响器官功能的修复能力。

2. 组成细胞的成分更新速度减缓 细胞内的各种成分都是在新陈代谢更新的，老年人细胞内的合成代谢速度变慢，细胞内各种成分的更新速度也会变慢，也会影响新生细胞的产生。

3. 细胞形态变化 随着年龄的增长，细胞形态也会发生变化。在老年人体内，细胞的细胞膜脂质成分增加而糖蛋白成分减少，导致细胞膜的通透功能减退，膜上离子泵、离子通道和受体数量减少，细胞内外物质交换困难，影响细胞新陈代谢和信号交流。老年人体内细胞的线粒体数量显著减少，细胞内产生能量不足，使老年人体力降低。另外，细胞内溶酶体增加、内质网及微粒体等减少、细胞核增大、染色体和核仁等变化，都会导致细胞更新变慢。

4. 细胞内代谢变化 老年人细胞内合成酶蛋白质的能力降低，导致细胞内代谢也发生明显变化。比如合成糖原的能力下降，导致老年人体力下降，容易发生疲劳；分解氧化脂的能力减退，肝脏合成胆固醇的能力增强，导致血液中胆固醇、血脂含量升高；合成蛋白质的能力不足，致使老年人组织损伤后修复能力减退。

当然，衰老是一个连续的整体过程，在人体内所有细胞、组织、器官和整体普遍存在。除了机体组织细胞和构成物质的丧失，人体衰老过程还表现在多个器官系统的结构变化以及功能随增龄而缓慢地进行性减退。衰老过程在细胞、组织、器官及整体中的发生几乎是同步且相互密切联系着进行的，并没有先后之分。

● 为什么吃货老了，吃啥都不香了

正常成人的消化过程是在神经系统控制下，通过神经与体液调节，形成一个完整统一的过程。消化道的运动功能与消化腺的分泌功能、消化过程与机体其他生理过程之间均有着密切联系。同时，消化系统也受到外界环境因素的影响，气候、生活规律、饮食条件的改变，正常消化器官的功能也会相应发生适应性变化。因此，吃嘛嘛香，也是整个消化系统功能状态良好的表现。上了年纪，即使是资深吃货，也会出现吃啥都不香的情况，主要是因为随着年龄的增长，消化系统的功能也随之发生退行性改变，不仅味觉减退，消化、吸收、排泄等功能也都相对减弱。

1. 味觉减退 食物的酸、甜、苦、辣、咸，主要靠舌体上的味蕾来感知。味觉与年龄有着密切关系。老年人的味觉在60岁以前的几年还相当稳定，但随着味蕾萎缩，其后对酸、甜、苦、咸等刺激物的感受性明显减退。其减退一般最早发生在舌尖，随着年龄增长，逐渐蔓延到舌后部。因此，老年人对美食也往往不觉得可口，还容易出现酸、甜、苦、咸四味的错误判断。特别是高龄老年人，对甜、咸的感觉明显下降，越来越倾向于重口味，导致盐、糖摄入量增加。

2. 机械性消化能力减弱 人到老年，牙齿经过几十年的磨损，咬合面变平，缺损现象比较普遍，在酸甜冷热食物刺激下也容易发生龋齿。牙周组织退化，牙龈萎缩，常常出现牙齿松动，甚至脱落。又因为咀嚼肌退化，老年人的咀嚼功能明显减弱，将食物磨碎等机械加工能力减退。随着年龄增长，胃肠道肌纤维组织萎缩，平滑肌收缩降低，韧带松弛，食管和胃肠道运动能力减弱，导致食管排空缓慢，胃排空时间延长，胃紧张度减弱，容易出现胃下垂。

3. 化学性消化作用减退 年纪大了，消化道腺体开始萎缩，唾液、胃酸、胆汁分泌明显减少，唾液淀粉酶、胃蛋白酶、胰蛋白酶、胰脂肪酶等消化酶分泌也减少。因此，老年人的消化功能较差，若不注意饮食调节，容易引起消化不良、胃肠不适。

4. 肠道吸收功能降低 由于机械性消化及化学性消化作用的减弱，使蛋白质、糖、脂肪三大营养物质不能被充分转变为小分子物质，影响吸收。而且，由于老年人肠上皮细胞减少，肠黏膜对营养物质的吸收能力减弱，容易造成营养不良。

5. 大肠排泄功能减弱 上了年纪，大肠运动能力减弱，肠道蠕动缓慢，结肠扩张，粪便在大肠内停留时间延长，水分吸收增多，容易引起便秘。有的老年人由于肛门括约肌的控制能力降低还容易出现大便失禁。

- **上了年纪，心脏血管还好吗**

心血管系统在我们的生命过程中起着非常重要的作用。上了年纪，心血管系统也会发生变化。心脏和血管老化具有其自身特有的结构和功能特点，而且心脏血管的老化过程还常常夹杂着老年病态的变化。

1. **心脏** 心肌细胞数量从40岁左右开始逐年减少,而细胞体积却逐步增大,尤其是在步入老年后,心肌细胞体积增大往往导致左心室进行性增厚。由于心肌细胞内线粒体和溶酶体破坏,细胞内蛋白质合成障碍,导致心肌细胞内收缩蛋白补充减少,使心肌细胞出现脂褐素(老化色素)沉积,这是心肌细胞老化的典型表现。所以衰老的心脏看起来色泽稍深,也称为"褐色心"。心脏的老化还表现在心包下脂肪增多,心瓣膜增厚、钙化和纤维化,心脏结缔组织增生、脂肪浸润和出现淀粉样变。心脏细胞肥大所导致的心室壁增厚,神经末梢及毛细血管分布相对不足,毛细血管血液与心肌细胞间物质交换距离加大,心肌细胞间结缔组织及间质退行性变化,以及心包随年龄增长变厚变硬等因素作用下,心肌细胞乃至整个心脏的顺应性降低。形态学的改变,也带来了老年心脏功能的变化。随着年龄的增长,心脏输出量减少,心肌收缩力减弱,左心室充盈度降低而血管阻抗增加,而冠状动脉粥样硬化,管腔变细,血流量减少。同时,心脏的交感神经调节功能和传导系统功能也发生增龄性变化,心脏传导系统内的特殊心肌细胞减少,窦房结起搏能力降低。高血压、冠心病、心律失常等疾病的发生、发展均与心血管系统的增龄老化密切相关。

2. **血管** 随着年龄的增加,人体血管系统普遍出现血管壁弹性降低、僵硬度增加,外周血管阻力增加的现象。在颈部动脉超声波检查中看到,中年以后,人的颈部动脉处会有不同程度的斑块形成,逐渐造成动脉血管变窄,严重者还可发生血管堵塞。动脉血管在内膜受损、脂质黏附、弹性减退、管腔变窄、血管僵硬的过程中一步步蜕化变质,除了表象上的改变,血管的成分也在改变,相互影响,相互促进。动脉老化改变表现在血管中层弹性逐渐降低、钙化,内膜逐渐增厚、粥样硬化,导致血管管腔狭窄、变硬,血流不畅。动脉老化还可直接导致单纯收缩性高血压、舒张性心力衰竭、老年痴呆和肾衰竭的微血管病变。末梢血管壁增厚,扩张能力减弱,毛细血管弹性降低,脆性增加,轻微挫伤下也会引起破裂出血出现淤斑。静脉的增龄性变化表现为管壁纤维增生、弹性降低、管腔扩张、内膜增厚、静脉瓣萎缩或增厚。因此,老年人容易发生静脉曲张。而且,老年人血流回心脏的动力减弱,静脉血管床扩大,容易出现血液淤滞,尤其是在活动减少或长期卧床情况下易形成深静脉血栓。

3. **血压** 血压是血液在血管中流动所产生的压力。由于老年人血管壁弹性降低、动脉粥样硬化斑块增加,导致血管壁变硬、管腔变窄、血流速度减慢、外周阻力增大,动脉收缩压上升明显,脉压增大。对于老年人而言,脉压和收缩压已成为预测心血管事件的最重要的指标。

4. **血流** 心脏排血能力随着年龄增长而逐渐降低,老年人的心脏输出量较年轻时明显减少。再加上外周血管阻力增加,导致各器官供血量减少,尤以肾脏血管阻力增大和肾血流量减少最为明显,在一定程度上影响了这些脏器的生理功能。

5. **血液成分** 随着年龄的增长,由于骨髓造血活性的降低,对红细胞生成的影响较大,血浆量、血液体积也有减少。老年人红细胞、血红蛋白、血细胞比容数量有一定降低。白细胞计数有明显的生理性波动,中性粒细胞有一定减少,功能减弱,对感染的易感性增加。老年人血小板的数量下降不明显,但质量和功能趋于下降,导致血液凝结功能减退,血小板黏附性增加。在老年人中,血小板含量和功能可因一些疾病而出现病理性改变。

- **如何早期发现脏器功能损害**

随着年龄的增长,老年人机体承受着生理性老化和病理性老化的影响。尤其是心脑血管的老化,从局部发展到全身,影响了各脏器组织的老化,疾病也从简单到复杂演变。高血压、糖尿病患者如血压、血糖长期得不到有效控制,或出现明显波动,长此以往也将引起心、脑、肾功能的损害,导致并发症出现。

随着病情的发展,主要脏器功能也会逐渐减退,随之出现一些早期表现。治疗疾病的关键在于早发现、早诊断、早治疗。其中早期发现尤为重要,患者和家属都应多加关注,定期健康体检必不可少,以及时发现一些异常表现,尽早采取措施。

1. **心功能**　心功能减退的早期表现是气喘,特别是活动以后气喘明显加剧。一般这种情况下进行心电图或心动超声图检测,常能发现左心室肥厚的表征,提示心功能已受到损害。

2. **脑血管**　脑动脉粥样硬化的早期表现是记忆力减退、反应迟缓,尤其是对近期记忆的减退。比如,刚想着进房间拿个东西,等走进房间,却想不起来到底是要拿什么。

3. **肾功能**　肾功能减退的早期表现是尿微量蛋白的出现。肾功能损害,最早不是出现腰酸、腰痛的症状,而是表现在尿液变化,包括尿量增多和尿成分改变。一旦尿蛋白出现,往往提示肾功能损害已到中等程度。建议定期进行尿微量蛋白和尿肌酐检测,正常的尿微量蛋白/尿肌酐比值应<2.5。

- **为什么越来越多的疾病喜欢黏上我们**

上了年纪,很多人发现自己越来越容易感冒生病了。肺炎、类风湿关节炎,以及各种感染的发生也以老年人群为多。这些都与老年人的免疫系统功能低下有关。免疫是人体的一种生物学功能,免疫系统由免疫器官、免疫细胞和免疫分子三部分组成。完整、健全的免疫系统是机体防御外邪侵入、监护自身组织的保卫机构,主要发挥防御、稳定、监视三大功能。其中,防御是指消灭和消除入侵的致病微生物(包括细菌、病毒等),防止感染;稳定是指清除机体代谢或损伤产生的废物,以及死亡的细胞残骸等,维护人体内环境的稳定;监视是指及时发现并清除体内的突变细胞等,包括肿瘤细胞。进入老年,免疫系统从结构到功能都发生了增龄性变化,导致机体的免疫功能减退,这也是老年人易患各种疾病的重要原因。

1. **免疫器官** 人体的免疫器官包括中枢免疫器官和外周免疫器官。其中中枢免疫器官主要指骨髓和胸腺,外周免疫器官有脾、淋巴结等。胸腺是产生成熟T细胞的主要组织,也是细胞免疫和体液免疫的中心。免疫器官的衰老变化以胸腺最为明显,影响也最大。当人出生时,胸腺重量仅有10克左右,而后迅速发育生长,到成年时,其重量可达40~50克,然后随着年龄的增长退化萎缩。到老年期,胸腺几乎被结缔组织和脂肪代替,皮质萎缩、变薄,胸腺细胞减少,胸腺上皮细胞活性降低。这些衰老变化可使胸腺合成免疫活性物质(胸腺素)减少,从而影响了胸腺对T细胞的培育,间接导致T细胞数量减少;另外,胸腺对B细胞的控制能力减弱,T细胞对免疫活性物质的分泌失控,也可能引起一些疾病的发生。另外,淋巴结、扁桃体、阑尾等免疫器官随着年龄的增长也都有退行性变化。

2. **免疫细胞** 体内的免疫细胞包括淋巴细胞系、单核-吞噬细胞系和粒细胞系,其中以淋巴细胞系中的T细胞和B细胞的作用最为重要。T细胞以直接杀伤靶细胞或者抑制靶细胞功能为主。此类细胞所参与的免疫反应,称为细胞免疫。而B细胞则通过合成分泌各种抗体或免疫球蛋白到体液中发挥作用,因此将B细胞参与的免疫反应称为体液免疫。细胞免疫和体液免疫并不能截然分开,而是协作发挥免疫作用。老年人的免疫细胞变化以T细胞的变化较为明显,包括数量明显减少和功能减弱,导致细胞免疫效应降低。

3. **免疫分子** 免疫分子存在于人体的血液和体液中,包括细胞因子、免疫球蛋白等。细胞因子的主要作用是调节细胞功能,免疫球蛋白则是抗体的物质基础。老年人体内免疫细胞数量减少,导致由它们分泌的诸多细胞因子也减少。同时,免疫分子的免疫功能也有增龄性减弱或异常,导致老年人易患一些自身免疫性疾病。

可见，为实现心情愉悦、健康长寿的美好愿望，适当地采取诸如饮食调整、身体活动等措施，延缓免疫功能的减退是非常重要的。

第二节 心 理 特 征

- **为什么老年人的心理健康越来越被关注**

中国是世界上老年人口最多的国家，同时也是世界上人口老化速度最快的国家。据统计，2018年，我国60岁及以上人口已达2.48亿，占总人口的17.9%，我国人口老龄化已经进入快速发展阶段。随着年龄的增长，身体功能的不断老化，老年人的社会角色和心理状态也相应地发生了变化。大量独生子女家庭的父母走向老龄，人口流动频繁，造成了很多独居老人和空巢家庭；同时新兴科技的快速发展加剧了老年人与社会的脱节。这些在很大程度上对老年人的心理健康产生不良影响，老年人的心理需求逐建凸显。有研究证明，70%～80%的老龄化问题与心理因素有关，57.8%的老年人希望获得精神赡养。除了关心老年人的身体健康外，老年人的心理健康也越来越受到社会的关注。2015年，世界卫生组织全球发布《关于老年化与健康的全球报告》，强调卫生系统要逐步从以疾病为基础的治疗模式向以老年人为中心的综合关怀模式转变，促进老年心理健康成为实现健康老龄化的重要组成部分。

中国科学院心理研究所老年心理研究中心将心理健康定义为个体内部心理和谐一致、与外部适应良好的稳定的心理状态。老年心理健康主要包括5个方面，认知功能正常、情绪积极稳定、自我评价恰当、人际交往和谐和适应能力良好。随着年龄的增长、身体各项功能的退化，社会地位和自身角色的变化以及生活状况的转变，老年人在不同阶段的心理特征会发生一系列变化，其心理问题呈现多发和趋于严重的态势。对老年人的心理健康进行有效维护，必须要基于老年人的心理特点出发，来采取针对性的心理保健措施。

- **临老阶段，大家的心理状态也在改变吗**

临近老年期其实并没有一个非常明确的年龄界限，在这一时期，你明显地感觉工作上的高峰期正在过去；身体的功能正在下降，精力大不如前，看一会东西就会觉得眼睛疲劳，头痛、头昏；记忆力出现减退，睡眠时间也减少；这些症状都提示着可能进入了更年期。更年期是临近老年期的心理问题的主要来源，而男性和女性在更年期的心理特点也各有区别。

1. **女性更年期的心理特点**

（1）脾气暴躁、情绪变化大。女性在这一阶段雌激素的分泌会快速降低，导致一系列自主神经系统功能的紊乱，并伴有一定的心理症状，医学上称为围绝经期综合征，或者通俗地称为更年期综合征。这一时期的女性往往会出现较为剧烈的情绪波动，因为一些鸡毛蒜皮的小事而大发脾气，爱生气和产生敌对情绪，精神分散，思想无法集中。有些更年期女性在生气时对家人大喊大叫、大哭，过会又破涕为笑，显得喜怒无常。

（2）容易焦虑、多疑。更年期女性容易产生焦虑和多疑的心理，有点不舒服就忧心忡忡，担心自己得了很严重的疾病；情绪总是低沉，不自觉地就开始回忆过去生活中的一些不愉快的经历，严重者甚至出现抑郁症；有些女性在更年期还会表现为变得多疑，怀疑朋友、家人背地里说自己的坏话。

当然，并不是每个处于更年期的女性都会有以上症状，只不过有的人症状多些、严重一些，有的人症状少一些、轻一些。

2. **男性更年期的心理特点**　女性在更年期雌激素水平会出现断崖式下滑，而男性在更年期雄激素水平是缓缓下降的，很多年保持在一个较低的水平。所以,男性在更年期出现的心理症状受体内激素水平的影响并不像女性那样大,主要是受外界环境的影响,如工作、生活压力过大,患有慢性病(如高血压、糖尿病等),不良的生活方式(吸烟、酗酒、缺乏体育锻炼等)。

男性进入更年期之后,心理方面的变化,最突出的表现为神经过敏、情绪不稳,以前很沉稳的人现在却变得容易激动,遇到小事也会急躁,甚至动不动就爱发脾气,埋怨周围的亲人不关心自己;容易感到疲乏,对事物失去兴趣,精神比较倦怠。这一时期,男性的记忆力、思维能力和注意力会出现减退,反应力下降,变得缺乏自信,会为一些鸡毛蒜皮的小事纠缠不清;出于对衰老的恐惧,心中常有压抑感。

总的来说,男性在这一时期出现典型心理症状的比例相对较小,仅为20%,绝大部分男性不会出现巨大的情绪和心理变化。

- **步入老年,每个人都会面临这些心理状态吗**

"夕阳无限好,只是近黄昏。"步入老年期,大部分老年人退休离岗,退休后多数老年人的心理状态都会有不同程度的改变,有些老年人不能适应新生活,出现"离退休综合征"。离退休综合征是指老年人由于离退休后不能适应新的社会角色、新的生活环境和生活方式的变化而出现的精神消沉、郁闷、悲哀、恐惧、急躁不安等消极情绪,或因此产生偏离常态行为的一种适应性的心理障碍。这一时期的老年人心理问题的产生,很大程度上是因为对年龄的刻板印象造成的,归纳起来可以包括以下3个方面。

1. **退休带来的失落感及角色改变** 老年人的离退休综合征是一种复杂的心理异常反应,据统计,1/4的离退休人员会出现不同程度的离退休综合征。退休后,多年形成的生活作息和工作习惯被突然改变,离开了工作岗位,原本每天鞭策着自己的指标任务也不复存在。如果前期未做好充分的心理调适与规划，此时往往会让人感觉突然失去了前进的方向。不少老年人觉得自己不再"被需要"，由此产生了强烈的失落感和孤独感。尤其是对于一些曾经在事业上很有成就的人，过去的工作、生活分外忙碌，也习惯了作为核心人物被簇拥着。这些人在退休初期更容易因为工作生活节奏的极大反差，一时难以适应，出现忧郁、焦虑的症状，甚至出现一定程度的精神障碍。

除此以外，退休后人们的生活圈、社交圈均会发生改变，个人所扮演的社会角色也异于以往，甚至丈夫（或妻子）这个角色也发生了变化。退休后夫妻双方会有更多的时间和精力投注在彼此身上，一些以往不注意的细节也会在两个人的长期相处中暴露或放大。如何保持和谐的家庭关系或者重新定位自己和老伴的关系，是能否安享幸福晚年的关键。另外，与子女、朋友的关系也会在退休生活中被强化。

其实，退休只是一个人职业历程中的一个标记，退休不是事业的终点，更不是人生的终点。相反的，退休后，没有了朝九晚五的束缚，人们有了更多可自由分配的时间和精力去追逐自己的梦想，更加可以热血沸腾、充满激情地做自己喜欢的事情。因此，如何正确认识年龄与事业、梦想的关系，是能否顺利适应老年生活的关键。

2. 记忆力减退和认知能力下降　　大脑功能下降，记忆力有所减退，是老年人最常见的现象。例如，遇到过去熟悉的老同事，却想不起对方的名字；遇到查过几次字典的字，却想不起是什么意思。这种能辨认却不能记起的情况在老年人中相当普遍。另外，很多人也感觉注意力的集中程度不如以往了，容易受到外界因素的干扰，短时记忆能力下降，出现"近事记不住，远事忘不了"的情况。

在长期缺乏有效刺激的情况下，大脑反应会变得迟缓，对于新事物、新观念的领悟和接受能力以及洞察复杂关系的能力逐渐下降，计算能力、言语能力和空间构图能力也有所下降，表现为认知外界事物的能力以及分析、判断和理解信息的能力减退。

其实这些并不是老年人的专属,大脑就像机器,须注意科学使用、适当保养,越用才能越聪明,长期闲置就会卡壳。

3. **老化情绪的产生**　有研究发现,影响老年初期心理健康的主要原因是老化情绪的产生。老化情绪是老年人在面对周围事物变化时表现的一种特殊的精神神经反应,是形成压抑、抑郁、焦虑、失落和孤独等负向心理的一个重要方面。由于这种情绪的变化是来自当事人内心深处对衰老的恐惧、无助等各种复杂感情的交织组合,在个体表现上也因人而异,表现出来的心理特征也不尽相同,主要表现为以下几种心理特征。

(1) 固执己见,对新事物缺乏探究热情。年长者拥有丰富的人生经历,在待人处事方面相对更有经验,不少老人出于自信,往往会比较坚持自己的见解。有一部分老人自尊心比较强烈,常常会比较抵触他人的不同意见,因此在某些情况下会显得比较固执。从客观状况上看,老人在认知能力、学习能力方面均有不同程度的减弱,也会使他们不敢也不愿意接触新事物、学习新技能。

(2) 退却、自卑。由于神经系统形态、代谢和供血的改变,神经元数量减少,功能减退,大脑的兴奋和抑制过程转换变慢,不少老年人会出现思维活动减慢,对外界反应迟缓,记忆力下降的情况。衰老引起的体态变化和动作协调性下降让老年人对自己的形象和能力感到不满,容易出现悲观情绪,对克服新问题或困难的自信心不如以往,常常产生遇难退却的想法。

(3) 急躁、敏感多疑。感觉器官功能逐渐衰退,控制能力逐渐变弱,特别是视力、听力均大不如前的情况下,让老人容易出现急躁和悲观情绪。这个时候,老人往往会开始变得敏感而多疑,常常担心周围的人会嫌弃自己。

(4) 情感弱化、对处理各项事务提不起精神。相对于退休前,刚退休的人心理更脆弱，容易激动。被老化情绪所困的老年人经常会表现得优柔寡断，对任何事物提不起兴趣，从而出现行动力不足、效率低下的情况。

以上列举的种种情绪表现有时候也被称为心理老化，它是老年人各种心理健康问题的主要原因之一。心理老化会加速人的生理衰老，使人意志消沉，免疫力降低，对生活失去乐趣，对自己越发漠视。身体功能、社会角色和心理状态的变化都是客观规律，老人们需尊重这种客观规律，调整好自己的心态，克服老化情绪的干扰。

- 年纪大了，可能会有哪些心理问题

经历了退休初期的短暂不适应之后，老年人进入一个相对平稳的生活状态。这个时期，老年人逐渐忘记了离开工作岗位时的小小失落，而更多地回归家庭，但还是会面临一些共性的心理问题，如空巢老人综合征；渴望健康长寿，对自身健康和未来老年生活的焦虑；容易以自我为中心、性格执拗；对子女过度干涉或过度依赖等。这些问题有的是老年人的生理因素影响的，有的是家庭或社会因素共同造成的，然而其结果却不容忽视，轻则影响老年人的生活质量和品质，重则加重老年人本身的旧疾。因此，有必要关注这个时期老年人面临的心理问题。这些心理问题主要有以下几种。

1. **空巢综合征** 空巢家庭是指无子女或虽有子女，但子女长大成人后因各种原因如工作、求学、外出打工等长期离开老人，剩下老年夫妇或一位老人独自居住的家庭。通常将空巢家庭中的老人称为空巢老人。老年期空巢综合征是老年人在子女成家立业独立生活之后，由于适应不良出现的一种综合征，在中国精神疾病分类中属于"适应障碍"的一种，是老年人常见的一种心理问题。空巢老人普遍都有一种孤独感，但这种孤独感里又增添了思念、自怜和无助等复杂的情感体验。有空巢感的老人，大多心情抑郁，惆怅孤寂，行为退缩，深居简出，很少与社会交往。

2. 渴望健康长寿，容易焦虑恐惧　进入老年期，老年人常常会感到无所适从，也会因为担心自己的健康状况、经济承受能力和生病后谁来照顾自己等问题而忧心忡忡。他们都希望自己拥有健康的身体，不给后辈增加负担，希望看到社会进步和儿孙们茁壮成长。由于渴望健康长寿，有些老年人对自己的身体会过分关注，或者对疾病的过度担忧，把这份关注转化为焦虑恐惧，每日担心身体会越来越糟，时时疑病。本来可能病证较轻，但是由于老年人心里焦虑和恐惧，导致食欲和睡眠质量大打折扣，甚至半夜梦中都会惊醒，整个人萎靡不振，长期如此，会催生一些疾病的发生或者导致所患疾病的加重。因此，老年人关注自身健康要讲究方式方法，应将关注重点放在疾病的科学防治上。

3. 个性执拗，容易以自我为中心　老年人在多年的社会实践中已经养成了自己的生活作风和习惯，这些作风和习惯随着年龄的增长不断得到强化。老年人生活圈子缩小，容易将对外界事物的关心转向自我，他们在评价和处理一些事务时，往往倾向于容易坚持自己的意见，且自尊心较强，容易出现说话办事以自我为中心，不愿意接受新事物、新思想的情况。在生活中，常常看到有的老年人脾气很倔强，总认为自己是对的，自己认准的事情谁说都不听，什么事都要跟人争一争，总觉得大家都和自己过不去。尤其是个性较为鲜明的老年人，往往更容易受到这种心理问题的困扰。这样的老年人在生活中常常更容易情绪激动，血压也更容易出现波动，如本就患有心脑血管疾病等慢性疾病，则相当危险。

4. 过分干预或依赖子女　老年人和子女相处出现的问题，通常表现为对子女生活干涉过多而导致关系紧张，或者因过度依赖子女造成不和等。

在中国传统宗族社会中，老年人往往是家族和家庭的权威，"孝顺"二字以"顺"为先,子女从婚嫁大事到生活琐事都需听从父母长辈的建议和安排。但现代思潮下,无论在经济上、生活上,还是精神上,子女更崇尚独立、自主与自由。作为父母长辈,对晚辈的关心也应注意把握个度,尤其不要老想着包办一切。彼此留有必要的空间与尊重,是维系和谐关系的关键。

当下城市中,双职工家庭非常多,成年子女往往处于"上有老,下有小"的状态,每天除了应对工作,还要兼顾家庭。有些老人对成年子女过度依赖,在生活上和精神上都将子女当做是唯一的寄托。这种生活方式不但会给子女带来极大的心理负担,也会影响老人自己和子女的日常生活状态。

- **生命后期,还会遭遇怎样的心理问题**

俗话说,花无百日红,人无千日好。世上万事万物都有生命周期,都有兴衰更替。死亡是生命的终点,是人类对这个世界感知的消失,是对至亲好友、世间万物的告别。人们有对生的感知,却没有对死的体验。老年人常常对死亡有恐惧感,再加上身体的病痛、身边亲人的逐渐离世,老年人在这一时期面临的心理问题需要关注。

1. **身体病痛带来的心理负担** 老年人进入高龄阶段,首先面对的问题是身体所遭受的生理上的病痛。除了老年人常见的慢性病之外,癌症也是影响老年人身体和心理状况的重要原因。根据2019年国家癌症中心发布的数据,我国发病率为285.83/10万。癌症的发病随年龄的增加而上升,从40岁以后开始快速升高,发病人数分布主要集中在60岁以上,到80岁年龄组达到高峰。癌症在发病、治疗的过程中,会对患者造成难以想象的痛苦。老年人长期遭受病痛的困扰,心理上会承受很大的压力,进而更加剧生理的痛苦。因此,关注老年人生命后期的心理问题,首先要关注他们的生理状况。

2. **丧偶综合征** 随着老年人年龄的持续增长,身边的老伴儿、老朋友、老伙伴逐渐离世,能够互相理解、交流和说话的人越来越少,老年人难免会有孤独感和失落感。丧偶可以说是老年人面临的最大的人生考验,其中有些老年人能够从悲伤中走出来,形成新的生活模式,但是也有相当一部分老年人从此处于郁郁寡欢的状态,难以解脱。丧偶综合征是指人突然失去休戚与共、风雨同舟的终身伴侣所产生的适应性障碍。有些老年人在丧偶后总觉得对不起逝者:为什么过去常常发脾气?为什么没有早陪老伴去医院检查?甚至认为对方的死自己负有主要责任,于是老是自责,心理负担沉重;由于过分沉溺于悲伤、自责中而不能自拔,看到配偶使用的物品往往触景生情,整日沉浸在丧偶的悲伤中,对生活丧失信心,如果情绪得不到良好调适,可能会出现躯体疾病,严重者还会出现自杀倾向。

3. 对死亡的恐惧 一个人从出生开始,就不可避免地面临终会死亡的结局。不仅仅是老年群体,任何年龄段的人群中都存在对死亡的恐惧,这种恐惧感是一种正常的心理现象,是由于人们对于未来的不可控和未知而导致的。年轻人想到死亡仍觉遥远,但是在老年人群中,死亡这个议题出现得更频繁、更直接。随着年龄的增加,老年人会面对身边亲人的离世,在亲人的离世过程中真切地体验到死亡,并加剧老年人对于死亡的恐惧心理,带来巨大的压力;长期独处或卧床,缺乏与人交流的机会,精神空虚,难免会更加胡思乱想。

第三节 享 受 生 活

• 老年人该如何面对衰老

衰老是个体生长、成熟的必然的连续变化过程,是人体对内外环境适应能力减退的表现。衰老并不是老年人的专属,每个人在不同阶段都在经历机体从构成物质、组织结构到生理功能的丧失和退化。

老化态度是指人们对变老过程及年老的体验和评价。老年人所持的老化态度是影响心理健康一个非常重要的主观变量。面对衰老,首先应加强自我认识,增强自我效能。如老年人自我评价越积极,其心理幸福感就越高。因此,需帮助老年人科学认识衰老过程中的正常生理与心理特点,认识到衰老是每个人生命历程中都将经历的阶段,既有其特殊性,也有其普遍性,可避免因信息获取不畅导致的错误认知与负面情绪,影响负向消极老化态度的形成。

自我效能是一个人对自己能力的评估,即在主观感觉上,认为自己在多大程度上有能力去做一件事。研究表明,在中国,自我效能感高的老年人在生理、心理、社会关系和环境领域均有较高的生存质量,心理健康水平较高;这些人更倾向于制订较高的目标,倾向于将健康的行为坚持下去,形成一个良性循环。在实际工作中,提升老年人的自我效能感,并不是老年人个人的事,更需要社会及家庭给予他们更多的社会支持和更大的自主空间。

- **什么是养生的第一要务**

健康是"1",财富、权利、爱情等都是"0"。如果"1"不存在了,再多的"0"也没有意义。拥有一个健康的身体对于老年人至关重要,退休后,老年人应以健康为中心,养生有道。何谓养生?养生就是建议老年人在日常生活中多关注自身健康,养成健康的生活方式,这不仅可以预防疾病的发生,还可以延缓衰老的进程。养生需要坚持,需要融入生活中的一点一滴,将它贯彻到每日的行动中,养成习惯。起居有常、饮食有节、运动有法、心情放松,如果做到了这些,每日的生活就变成了养生。

1. **起居有常、饮食有节、运动有法** 起居有常作为一种生活方式,主要是指起居作息和日常生活的各个方面有一定的规律并合乎自然界的变化和人体的生理要求,这是强身健体、延年益寿的重要原则。正常、规律的起居生活能让人心情舒畅,认真、乐观地面对生活,敢于接受各种挑战;还能减少负性情绪的产生,有利于健康心态,提高幸福指数。有规律的作息可以在人的大脑中建立各种条件反射,使其不断巩固,形成良好的生活习惯,促进人体生理活动有规律地发展,从而保证人体健康,减少疾病,延缓衰老。因此,离退休后,老年人的生活起居要有规律,可以给自己制订切实可行的作息时间表,早睡早起,按时休息,适时活动,建立、适应新的生活节奏。

老年人的膳食应该是全面、均衡营养、易咀嚼和消化的膳食,食物多样、搭配合理,符合平衡膳食要求;在饮食习惯上,三餐应定时定量,遵循"早餐吃好,午餐吃饱,晚餐清淡并要早"的原则,细嚼慢咽,并注意食品卫生。此外,对于存在营养不良或营养风险的老年人,需在临床营养师或医生指导下,合理使用营养补充剂。

老年人运动应遵循个体化、可行性、安全性及循序渐进的原则。推荐老年人的运动项目应以有氧运动为主,如健步走、太极拳、老年健身操、交谊舞等,运动强度应从低强度向中等强度逐渐过渡、持续时间应逐渐加长、运动次数由少增多,不要急于求成。有慢性疾病的老年人,最好在运动前去咨询临床医生,由医生根据个人情况,开出具体的有氧运动处方。正常情况下,运动产生的疲劳应在第二天消除,如到第二天疲劳还不能消除,则说明运动过量了,需调整运动量。

2. **正确看待疾病,养生有道** 无论什么年龄段的人,都应正确看待疾病,尤其上了年纪,出现身体不适、心情不佳、情绪低落,切不可逞强,应该主动、及时寻求帮助,积极治疗疾病。当然,也不可过于敏感,一旦感觉有些许不适就疑神疑鬼,怀疑自己得了什么大病重病,每天都担心自己的身体状况,也会给自己造成非常大的心理压力。疾病是每个人都可能得的,谁也无法抗拒。对于疾病的恐惧,其实很大程度上是源于自己对疾病的无知。老年人应把关注点从对疾病的焦虑恐惧转向对疾病防治及相关医学知识的学习上,提高自身健康素养，科学地评估自己的身体状况，加强健康自我管理。这样，即使生了病，也就不会那么焦虑和不安了。

需要特别提醒的是，现在有很多不法分子正是利用老人们注重健康和养生的心理，向老人们推荐一些所谓有各种神奇祛病、防衰老、强身健体的保健品或保健器材等，老年人因为缺乏相应的知识，辨别能力相对不足，很容易上当受骗，损失钱财。大家要谨慎防范，科学养生。

- **如何应对离退休综合征**

1. **调整心态，提前规划晚年生活**　衰老是不以人的意志为转移的客观规律，离退休是职业者必然要经历的人生阶段。面临离退休，并不意味着"树老根枯""人老珠黄"，恰是崭新生活的开始。临近离退休的人，如果能认识到这一点，在心理上早作准备，保持良好的心态，提前规划好晚年生活，将有效地避免离退休综合征的发生。

一个科学合理的退休安排将使自己的退休生活更加安稳和平静。老年人要根据自身的文化经济背景、生活阅历、性格特点和身体条件等因素，对退休生活提前做个规划和合理安排，确定与之相适应的离退休生活模式，以便更好地顺应离退休生活。

2. **学会倾诉，不积压负面情绪**　倾诉是最简单、有效的舒缓内心负面情绪的一种方式。很多时候，退休者的内心苦闷往往只是需要一个能够倾诉的对象。但是，负面情绪是有能量的，如得不到适当的发泄，积蓄过久，终会爆发，不仅损害自己的身心健康，也伤害人际关系和家庭成员间的情感。因此，无论是内心多要强的老人，也应学习"倾诉"这项技能，可以试着寻找一个合适的倾诉对象，可以是子女、配偶、兄弟姐妹、朋友甚至是自己喜欢的小宠物，适时适当地表达自己的所思所想；也可以通过写日记的方式将内心的情绪宣泄出来。

3. **培养兴趣爱好，丰富退休生活**　兴趣是一个人最好的伙伴。

一个人在做自己感兴趣的事情时，才是快乐的、放松的、感觉有意义的。许多老年人在年轻时就有自己的业余爱好，只是由于工作繁忙无暇顾及，离退休后则正好可以利用闲暇时间充分享受这一乐趣。即便是先前没有特别爱好的老年人，离退休后也可以尝试着培养自己的兴趣爱好。比如，写字、作画、种花、养鸟、唱歌、跳舞、做操、打球、下棋、垂钓、旅游等各种体育活动和文艺活动。一旦有了兴趣爱好，就会在不知不觉中让自己动起来、忙起来、快乐起来，比如去商店买画画需要的笔、去图书馆查阅资料、拿着相机去公园采风等。

"老有所乐，老有所为"不仅可以拓展生命的宽度，还可以增加生命的长度。古往今来，很多健康长寿者都有自己热爱的兴趣和爱好，他们通过丰富多彩的活动和兴趣爱好，平衡大脑思维活动，调节内脏功能，促进新陈代谢，给健康长寿创造了良好的条件。因此，培养兴趣爱好，不仅能充实丰富退休生活，还能使人们的心态更年轻，对生活充满激情与好奇心，保持活力与健康。

4. **扩大社交，拓展生活领域**　事实上，在调节情绪和改善心理状况方面，朋友能发挥的作用往往远大于子女。离退休后，为了避免孤独等不良情绪的产生，应该努力保持与旧友的联系，并积极主动地建立新的人际网络。拥有一个能给自己带来归属感和安全感的群体关系，是十分必要而有益的。拥有几个好朋友，一起聊聊天、下下棋，也可以一起结伴旅游；几个人在一起说说笑笑，讲一讲年轻时的经历，回忆往昔欢乐时光，很多郁结情绪都会消散。另外，很多老年人还经受着各种慢性病的困扰，而慢性病的发生与发展大多与缺乏锻炼、不合理饮食等不健康的生活方式有关。慢性病自我管理被证明是慢性病防治的有效措施，但如果单靠老人一个人开展管理，实际是很难坚持的，但如果有几个病友一起努力，互相监督、互相鼓励，逐步改变不良的生活方式，不仅有利于慢性病自我管理的实施，还能使老人在集体活动中保持心情舒畅愉悦。

老年大学是适应社会老龄化、建设终生学习的学习型社会以及和谐社会的需要而发展起来的时代产物。如今的老年大学里课程丰富多彩，可选的课程种类很多，很多老年人在这里学习了如何使用电脑、怎样上网看新闻、看视频、聊天、搜索知识等，还学会了用智能手机和一些简单的交流工具。老年大学不仅帮助老年人丰富知识，拓宽视野，还能扩大交友圈，体验到集体学习的乐趣。暂时还没找到自己兴趣点的老人，不妨去体验一下老年大学的生活和氛围，或许能从此觅得自己感兴趣的项目，找到志同道合的朋友。

5. 发挥余热，回归社会 "莫道桑榆晚，为霞尚满天"。老年人经验多、阅历广，是国家和社会的宝贵财富。他们虽然离开了工作岗位，但仍是不可或缺的重要资源，依然可以发挥不可替代的作用。如果健康状况允许，可做一些力所能及的工作，比如社区志愿者、返聘顾问等。这样一方面能发挥余热，继续为社会做贡献，实现自我价值；另一方面也使自己在精神上有所寄托，使生活充实起来，也有助于促进身体健康。但需注意的是，老年人在发挥余热时还需量力而为，不可勉为其难，应讲究实效，不图虚名；如果没有适宜的工作，也可以从事些力所能及的家务劳动，这样既能增进家庭和睦，减轻子女负担，也能减少静坐时间，起到活动筋骨的作用。

6. 寻求社会支持，获得心灵关怀 许多研究证实良好的社会支持对退休后老年人的身心健康有着极其重要的作用，老年人受到的社会支持越多，他们的身心健康状况就越好。这里所指的社会支持，不光包括家庭支持，朋友支持，还包括整个社会的关心和帮助。前几年有一篇题为《诗意地生活，幸福地老去》的新闻报道被广泛转载，报道的正是一群相交几十年的老友、同事，因为相同的爱好与追求，在退休后选择到农村进行一种"抱团互助式"田园般的养老生活。他们用自己的亲身实践告诉其他的同龄人：退休不应是一个人社会生活的终点；养老，也不是坐等儿女的照顾或社会的救助。老年人应积极探索最适合自己的养老方式,寻找良好的社会支持,构建自己的社会支持网络,使自己能够安度晚年,享受晚年生活。

德国被戏称为"欧洲老人院"。德国老年人的退休生活,可谓是丰富多彩,时间安排得满满当当。近年来,德国老年人追捧的几种养老方式值得关注。一种养老方式是"同居式"养老,很多老年人厌倦养老院里的单调生活,于是便有一些志趣相投的老年人自愿组合在一起,搭伙养老;另一种方式是低价出租给年轻人一起住,德国的出租屋很稀缺,房屋也很贵,年轻人普遍"租房难",于是,一些老年人甘愿把自己的房子以极低的价格甚至免费提供给年轻人和他们一起住,年轻人承担部分陪老人聊天、打扫花园、外出采购等任务;还有一种方式是"出租老年人",德国年轻的单身家长可以租个老年人回家帮助照顾孩子,这种服务不仅让负担沉重的单身妈妈以及带孩子压力大的夫妇减轻压力,还可以丰富老年人的晚年生活。因此,我国社会可以借鉴国外养老模式,积极探索适合我国的多样化养老模式,帮助老年人更高质量地养老,享受退休生活。

- **如何维系好晚年的夫妻关系**

年轻时,夫妻俩往往忙于工作,忙于抚养教育子女,无暇顾及很多其他的事务。退休之后,两个人终于有了闲暇时间,有更多的时间共处,此时也面临了夫妻关系的新的挑战。如何维系好晚年的夫妻关系,更是一门精深的学问。

1. 彼此多体谅,多沟通　人到了退休的年纪,婚姻也到了倦怠期,曾经的激情被锅碗瓢盆的日常琐碎所代替,少了乐趣,缺乏新意,容易让人疲沓。尤其是在中国,大部分传统男性不善于表达,缺乏主动疼爱妻子的习惯与能力;妻子们大多感受不到夫妻间的情感流动。夫妻握着彼此的手,就像左手握右手,没有感觉;但是倘若要锯掉这只手,同样也是会有切肤之痛的。所以,别因为老伴儿言语或行事的失误而过于生气,有了经历与阅历,夫妻间应更多体谅与包容,遇到问题多沟通。婚姻就像补衣服,好的婚姻能把一件满是破洞的衣服缝补起来,变成一件完整的衣服。切不可把时间和精力浪费在争吵、道歉、伤心和责备上,而应一起致力于多寻找些快乐。快乐能使大脑皮质形成一个特殊的兴奋灶,使其他区域被抑制,从而使大脑得到放松,消除烦恼,抑制病魔。

2. 共享活动与爱好,多携手参与活动 适宜的兴趣爱好,能激发老人参与某项活动的热情,保持积极的心态投身其中,避免陷入厌倦及无聊的情绪。夫妻之间共享的活动和爱好越多,就越能在彼此间建立起各种特殊的联结。一起参加的活动多了,平日讨论的话题也就多了。为了发展夫妻之间既独立又相互依赖的理想关系,不妨在共同活动方面多动动脑筋,既为老伴儿提供自我实现的舞台,又可以尝试增进两人之间的亲密感。如果夫妻能沉浸于两人都有兴趣的事,协力完成一连串的成功之举,就会大大地提高生活质量。

• **如何处理与子女的关系**

随着养老形式的变化、家庭小型化和人口老龄化的加速,人们生活方式、居住环境发生改变,导致家庭赡养老人职能逐渐削弱,空巢家庭逐渐增多。空巢期老年人面临着从核心家庭到空巢家庭的功能转变,如果适应不好,不仅影响到老人的生活质量,还会给家庭和社会带来很多问题。在与子女的相处方面,应注意以下几点。

1. 转变观念 老人对子女离家独立生活要有思想准备,要有正确的认识。空巢期是家庭生命周期发展的一个阶段,子女离开家后老人应尽快调整自己的生活节奏,由围着孩子转,调整到以自己和老伴为中心的生活方式。老年夫妇之间避免埋怨、责怪,要给予更多的关心、体贴和安慰,建立新的生活规律和情感支持系统。

2. 丰富生活 孩子离家后,老年夫妇之间尽可能地相互关心体贴,切不可因为一方情绪沮丧而影响另一方,应给予对方更多的心理慰藉。建议逐渐培养业余爱好,如种花、养鸟、练习书法、欣赏音乐、适度的体育锻炼等,与过得快乐而充实的老年人多聊聊,逛逛公园,参加一些老年人的活动,比如晨练、跳舞、打门球、郊游等,充分利用社区的各项资源,积极参加各项活动,有助于排解心中的孤独和思念情绪。

3. **善于表达** 老人要将自己的想法和心情直接向子女表述,避免含蓄的表达方式。希望子女常来看望的话,直接跟子女讲,担心影响子女的工作和生活,又想了解他们的情况,可直接打电话,也可以将自己身边子女孝敬父母的事例讲给他们听,感化他们。子女身在异地而与父母天各一方的家庭,可以通过电话、网络、书信等方式表达自己的情感。日本人提倡"一碗汤"距离,即子女与老人居住距离不要太远,以送过去一碗汤而不会凉为标准。子女如果提出搬出去的话,不妨建议他们与父母房子的距离最好不要太远。对于处在孤独和空虚中无法走出来的老年人,应及时寻求心理医生的帮助,切不可误以为"空巢综合征"是一过性的,只有积极正视,才能有效防止空巢带来的心理疾患,以健康愉快的心态安度晚年。

(尉敏琦 周热娜)

第二章 春季养生

第一节 季节与健康

从传统的二十四节气划分,立春、雨水、惊蛰、春分、清明、谷雨6个节气为春季,分布在公历3~5月份。现代气象学家认为候(5日为1候)平均气温在10~22℃,即可定义为春季。按照1971—2000年气候基准,上海一般在公历3月28日前后入春,此时相当于春分2候。上海的春天相对较短,约持续64天。春天,天气由寒转温,草木生发萌芽,万物复苏。春季的季节特征也对人体健康产生了诸多影响,应采取积极的调理和防治措施,以顺应季节的变化。中医学认为,这个季节人体内以肝、胆经脉的经气最为旺盛和活跃,是人们采纳大自然之气养生的大好时机。春季的养生调适重点为:宜多动。以下,我们不妨随着春季的节气变换,来谈谈养生之道。

1. **立春** 立春,是二十四节气中的第一个节气,又名岁节、正月节、立春节、岁首、岁旦等,一般在阳历的2月4日或5日。立,是"开始"之意;春,代表着温暖、生长。立春,意味着新的一个轮回已开启,是万物起始、一切更生的意思。在这一天,太阳到达黄经315度,一年中最寒冷的隆冬季节已过去,白昼渐长,气温逐渐升高,万物开始复苏,但阴寒并未散尽。这一阶段的养生应顺应春天阳气生发、万物始生的特点,注重保养阳气。

(1) 着衣宜厚不宜薄。立春时节,气温尚低,且变化较大,天气乍暖还寒。此时不宜马上脱去棉衣、羽绒服,老年人相对体弱,换装时更应谨慎。

(2) 宜食"升发"食物,忌酸收。由于立春后阳气初生,饮食上应适当补充一些温补阳气、辛甘发散的食物。比如,大枣、豆豉、葱、香菜、花生等。根据自然界属性,春属木,与肝相应,饮食调养上也应注意护肝。在五脏与五味关系中,酸味入肝,有收敛作用,不利于阳气生发和肝气疏泄。具有酸收性质的蔬菜水果有西红柿、橙子、柑橘、杏、山楂、柠檬和乌梅等。

(3) 谨防发生脑血管意外。初春时节,冷暖交替,是多种疾病的高发期,老年人更容易患上各种疾病。很多老年人在春季反复的气温和气压变化过程中,难以适应人体血管伸缩而诱发脑血管意外,因此需特别注意。

(4) 保持心情舒畅。中医学认为,肝主疏泄气机。春季养肝,应特别注意情志舒畅,调整好自己的心情,做到心胸开阔,保持心境愉悦,切忌思虑过度、忧愁不解。

2. 雨水 雨水,是二十四节气中的第二个节气。雨水节气时段一般从公历2月18日—20日开始,到3月4日或5日结束。到了雨水时节,天气回暖,冰雪融化,降水增多,但天气依然冷热不定,是各种传染性疾病的高发期。

(1) 注意保暖,不宜过早减衣。春寒料峭,湿气一般夹"寒"而来,初春的降雨会引起气温的骤然下降,这对老年人身体健康威胁较大,特别是温度骤然下降的时候,老年人的血压会明显升高,容易诱发心脏病、心肌梗死等。因此,雨水前后须注意保暖,不能过早减少衣物。

(2) 饮食宜清淡。春季天气转暖，但依然风多物燥，容易出现皮肤干燥、嘴唇干裂等现象，应多吃新鲜蔬菜和多汁水果以补充水分。雨水时节降雨增多，寒湿较重，应着重养护脾胃，可适当吃些甜味食物，少吃油腻、酸味、辛辣、生冷的食物。鲫鱼、韭菜、香椿、百合、豌豆苗、茼蒿、荠菜、山药、萝卜、荸荠、甘蔗等食物是这个时节的适宜之选。

(3) 起居有常，适时调摄心情。初春时，精神调摄上应清心寡欲，不妄作劳，注意起居有常，劳逸结合。由于春季的日照和气温变化较大，也会影响人的情绪，容易出现情绪波动，烦躁不安，轻者会有疲劳、健忘、情绪低落、食欲不振、容易激动等症状，严重者甚至会出现轻度抑郁的症状。因此，如发现自己情绪低落，应注意及时转移不良情绪，可听听音乐或适当参加运动锻炼，也可求助于专业的心理治疗师进行情绪调摄。

3. 惊蛰 惊蛰，是二十四节气中的第三个节气，于每年公历3月5日或6日交节。此时天气逐渐回暖，春雷开始震响，蛰伏于地下冬眠的生物开始苏醒。惊蛰时节，是全年气温回升最快的节气，但冷空气活动依然频繁，有时还会出现"倒春寒"天气，因此"春捂"是该节气养生中非常重要的一点。

(1) "春捂"应对"倒春寒"。春季天气多变，冷空气活动较为频繁，不时出现"倒春寒"。因此，应特别关注天气情况，若气象预报有冷空气来袭，应在冷空气到来前24~48小时开始严防；日夜温差大于8℃时，则一定要注意"春捂"。除了不要过早减去厚衣外，头、手和脚是最易散热的部位，也是防寒保暖的重点部位，因此不能轻易摘掉帽子、手套和厚袜棉鞋。当然，"春捂"也是有度的，如果气温持续在15℃以上且相对稳定，则可不再"捂"了。

(2) 饮食应清温平淡。惊蛰时节天气明显变暖，应多食用一些新鲜蔬菜和蛋白质丰富的食物,如春笋、菠菜、芹菜、鸡蛋、牛奶等,以增强体质,抵御病菌的侵袭。此时乍暖还寒,天气比较干燥,很容易使人口干舌燥、外感咳嗽,宜吃一些诸如生梨、莲子、枇杷、罗汉果等食物,少吃油腻和刺激性食物。

(3) 调整作息防"春困"。春天万物复苏,一派欣欣向荣,但人却常常会感到困乏,提不起精神,也就是常说的"春困"。克服"春困",应顺从人体的自然变化规律,早睡早起,多做轻松舒缓的运动,保持愉悦的精神状态。

(4) 锻炼运动宜适当。万物复苏,老年人也应根据自己的身体状况选择适宜的健身运动。春天锻炼不宜选择高强度的剧烈运动,以散步、慢跑、放风筝、做健美操、打太极拳等为宜。

4. 春分 春分,是二十四节气中的第四个节气,在3月20日或21日。这个时节,我国大部分地区的温度已稳定在10℃左右,气温温和,雨水充沛,阳光明媚。在上海,此时才是气象意义上的入春。

(1) 饮食须注意定量用餐。春分节气平分了昼夜、寒暑,人们在保健养生时应注意保持人体的阴阳平衡状态。在饮食上,应注意定量用餐,以生津润肺、滋阴益虚为主,最好不要吃偏热、偏寒、偏升、偏降的食物。在烹调鱼、虾、蟹等寒性食物时,应佐以葱、姜、酒、醋类温性调料,以防凉性菜肴有损脾胃;在食用韭菜、大蒜、木瓜等助阳类菜肴时,应配以蛋类滋阴之品,以达到阴阳互补之目的。这个时节,可多吃些蕨菜、荠菜、马兰头、枸杞苗、豆芽、莴笋、菠菜等新鲜蔬菜以及草莓、樱桃等应季水果,益于健康。

(2) 精神保持轻松愉快、乐观向上的状态。

(3) 适当锻炼,注意强身健体。春分时节风多风大,容易感冒流涕,因此应多到户外锻炼身体,坚持适当运动,定时睡眠,保证睡眠质量,增强免疫力。

5. 清明 清明,即清明节,又称踏青节、行清节、三月节、祭祖节等,是二十四节气中的第五个节气,一般在4月4日或5日。清明节是我国一个非常重要的传统节日,既是一个扫墓祭祖的肃穆节日,也是人们亲近自然、踏青游玩、享受春天乐趣的欢乐节日。清明节气,我国大部分地区的日均气温已升到12℃以上,草木萌发,桃花初绽,人体肌肤和五脏六腑也逐渐舒展。因此,这个时节应注意锻炼心肺功能。

(1) 外出踏青防过敏。清明气节,是踏青游玩的好时机。但是这时自然界百花绽放,柳絮飞舞,特别容易使皮肤敏感者出现皮肤红肿、疼痛、瘙痒等过敏症状,应特别当心。

(2) 加强皮肤护理。这个时节,风大、干燥、阳光明媚、紫外线强,这也是春季皮肤不得不面对的几大"杀手",老年人皮脂腺分泌减少,皮肤抵抗力和修复能力下降,因此更应加强皮肤护理。建议大家根据自身实际情况,采取必要的皮肤护理措施,比如用20~25℃的温开水洗脸,使用补水保湿的护肤品,外出时戴太阳镜以保护眼周皮肤。

(3) 注意调养,防止血压升高。随着心脏、血管的衰老,外周动脉压持续升高,并逐渐影响心、脑、肾等重要器官功能,严重影响老年人的健康。而清明时节正是高血压的易发期,在此期间,患有高血压病的老年人应保持心情舒畅,避免情绪激动;适当进行运动锻炼,以太极拳等项目为宜;饮食应定时定量,忌暴饮暴食,多吃蔬菜、水果,少吃甜食,降低食盐摄入量。

6. **谷雨** 谷雨,是二十四节气的第六个节气,也是春季最后一个节气,一般在每年公历4月19—21日交节。谷雨,顾名思义是播谷降雨的意思。这个时节,天气暖和,雨水明显增多,空气相对湿度也逐渐增大。养生调摄应注意天气对人体的影响,保持人体与外部环境的平衡与协调。

(1) 警惕神经痛。谷雨后降水增多,空气中的湿度逐渐增大,此时是神经痛的发病期,如肋间神经痛、坐骨神经痛、三叉神经痛等,患者应注意根据不同的病因对症治疗。中医学认为,肋间神经痛的发病多与肝气不舒有关,治疗上应注意疏肝行气、活血通络。坐骨神经痛多因风、寒、湿邪侵袭导致经络气血瘀阻不畅引起的,因此需注意祛风、散寒、化湿。三叉神经痛则多因风寒邪气、虚火旺盛所致,应辨其病因,对症施药。

(2)谨防"春火"。谷雨时节,随着自然界阳气骤升,人体也易因内热引动而使肝火上升,出现春日常见的鼻腔、牙龈、皮肤出血,以及头痛眩晕、目赤眼疾等症状,俗称"春火"。因此,这个时期应在饮食上注意调养肝气,去"春火",多吃些诸如葱、香菜等辛温升散的食物,也可采取喝粥等比较温和的滋补方式。精神上应戒暴怒、忌忧郁,要做到心胸开阔,保持恬静的心态。

(3)皮肤须防晒,多养护。春季温度虽不高,但紫外线并不弱于夏季。因此,在阳光明媚的天气外出,应注意防晒遮光,避免强烈日光直射。除了打伞、戴太阳帽,最好涂一些防晒露、防晒霜。春季空气相对湿度和气温变化较大,宜用温水洗脸,在选用护肤品时应注意因时而异。比如,气温低、风大的天气,宜选用偏油性护肤品;气温高、相对干燥的天气,则应选用偏水性的护肤品。饮食上应多吃些富含维生素 A 和维生素 B_2 的新鲜蔬菜、水果,以增强皮肤抵抗力;少吃光感性食物,以免诱发皮炎。

第二节 饮食起居

● 如何让自己睡个好觉

一个人一生中,有1/3是在睡眠中度过的。睡眠,并不是单纯的休息,人的大脑及各种组织器官在睡眠中调节信息、综合整理、提高记忆、增强免疫力，维持和促进正常的新陈代谢。睡眠对老年人尤为重要。睡得好，使人精神焕发，精力充沛；睡得不好，则会带来许多身心伤害，常使人坐立不安、心情烦躁、疲惫无力。长期睡眠不佳，则会导致记忆力减退，精神不济、面色黯淡、烦躁易怒，加速衰老。

但是，随着年纪增长，很多人会有"沾床睡不着，离床睡不醒"的困扰，失眠、早醒、噩梦时有发生，常常导致白天精神不济，体力明显减弱。严重的还需服用安眠药物才能入睡，苦不堪言。为此，向老年朋友提出几点建议，希望能帮您摆脱这一困境。

（1）睡前忌饮茶和咖啡。茶、咖啡等饮品，由于咖啡因含量较高，可使大脑皮质及神经细胞兴奋，睡前饮用会导致入睡困难，最好从傍晚甚至下午时分就开始适当减少饮用量。而且，茶和咖啡还有利尿作用，睡前饮用会使夜尿次数增加，影响睡眠。

（2）合理安排睡前活动，使情绪放松。晚饭后至睡前一段时间，应尽量安排一些舒缓、适度、有规律的活动，使大脑和身体逐渐进入放松状态，情绪稳定，易于入睡。最好不要安排剧烈运动、观看武侠惊险的电视剧或小说，这样的活动容易使人精神亢奋，情绪紧张，导致长时间不能入眠。

（3）选择适宜的睡眠姿势。睡眠姿势可影响入睡快慢和睡眠质量。一般认为最佳的睡眠姿势是右侧卧位，屈腿，以减少对心脏的压迫，减轻心脏负担。有些人也喜欢仰卧，要注意伸展手脚，自然放松，切勿把手放在胸前，这样容易让人有压迫感，醒来后会感觉特别疲劳。

（4）睡前少思虑，提高睡眠质量。老年人睡觉尤其要注意保质保量，睡觉前尽量不要多想别的事情。思虑过度容易影响睡眠质量，使大脑皮质得不到充分的休息，影响精力体力的恢复。有些老人由于新陈代谢率降低，每天睡眠的需求量较年轻时减少了，只睡4～5小时就能达到良好的效果。因此，睡眠质量的高低，不在于睡眠时间的长短，而在于睡眠效果。

- **如何摆脱"春困"困扰**

春暖花开，人很容易犯困，也就是人们常说的"春困"。这个季节，适当地午睡，是缓解"春困"的好方法。午睡不但有利于补充必需的睡眠，使身体得到充分的休息，同时对改善大脑供血、增强体力、消除疲劳、增强机体防护功能具有一定的作用，但只有正确的午睡才能达到好的效果。

正确午睡应注意以下几点。

（1）睡前不要吃太油腻的东西，也不要吃得过饱，因为油腻会增加血黏稠度，加重冠状动脉病变，过饱还会加重胃消化负担。

（2）饭后不要立即午睡。午饭后，胃刚被食物充满，大量血液流向胃，血压下降，大脑供氧及营养明显下降，马上入睡会引起大脑供血不足。因此，午睡前最好先活动十来分钟，如散散步，以利于食物消化。

（3）不要趴着睡。坐位及伏案睡觉会减少头部供血，让人睡醒后出现头昏、眼花、乏力等大脑缺血、缺氧的症状。同时，用手当枕头会使眼球受压，久而久之容易诱发眼病，而且趴在桌上会压迫胸部，影响血液循环和神经传导，使双臂、双手发麻、刺痛。

（4）睡眠时间不宜过长，以 10～30 分钟左右为宜。

（5）午睡时避免较强的外界刺激。因入睡后肌肉松弛、毛细血管扩张、汗孔张大，易患感冒或其他疾病。特别在春季，如果开窗睡觉或在风口旁睡觉易受风寒而生病。

（6）醒后轻度活动。起身洗把脸，动一动身体，再喝上一杯热茶，这样就可以生龙活虎地开始下午的活动了。

- **春季宜吃哪些食物养肝护肝**

春季多风，中医学认为，风为六淫之首，风虽然一年四季都有，但以春天为主。这个季节,一些肝病的病情也容易发生变化,应引起注意。

春季养肝,饮食方面要注意全面营养,宜多吃富含蛋白质、维生素的食物,少食动物脂肪性食物;按时就餐,消化功能差时采取少食多餐的方法,保证营养的摄入。首选食物为谷类,如糯米、黑米、高粱、黍米;其次为红枣、核桃、栗子;还有肉鱼类,如牛肉、猪肚、鲫鱼等也对肝有保健作用。

同时,春季也是肝病的好发季节,肝病患者更应注意日常饮食。为避免加重肝脏负担,应忌吃坚果、肥肉、油炸食物、忌用芳香辛燥的调味料(如胡椒、八角、茴香等)。肝病患者的饮食宜清淡,可在此季节多食用酸甜滋养的食物(如食醋、大枣、山药、百合、赤豆、河鱼、枸杞等),不宜喝煲汤的食物。

- **哪些食物容易引起食物过敏**

食物过敏,也称为食物变态反应或消化系统变态反应、过敏性胃肠炎等,是由于某些食物或食物添加剂等引起的免疫球蛋白E(IgE)介导和非IgE介导的免疫反应,而导致消化系统内或全身性的变态反应。通俗地说,是指某些人对食物产生了过分敏感、过分激烈的反应,如上吐下泻、腹痛、或者身体上出现风团,并伴有瘙痒,严重者还可能出现心慌、气促和晕厥等症状。常见的过敏食物主要包括以下几种。

(1) 富含蛋白质的食物,如牛奶、禽蛋等。

(2) 海产品及水产品,如鱼、虾、蟹、海贝、海带等。

(3) 有特殊气味的食物,如洋葱、蒜、葱、韭菜、香菜、羊肉等。

(4) 有刺激性的食物,如辣椒、胡椒、酒、芥末、姜等。

(5) 某些生食的食物,如生番茄、生花生、生栗子、生核桃、桃、葡萄、柿子等。

(6) 某些富含细菌的食物，如死的鱼、虾、蟹，不新鲜的肉类等。

(7) 某些含有真菌的食物，如蘑菇、酒糟、米醋等。

(8) 富含蛋白质而不易消化的食物，如蛤蚌类、鱿鱼、乌贼等。

(9) 种子类的食物，如各种豆类、花生、芝麻等。

(10) 一些外来的不常吃的食物。

- **扶老携幼春游应注意什么**

春游，又称"踏青"，是一种传统的野外活动。人们常在春游过程中结伴交友。因此，春游也起到了特殊的保健作用，它让人心胸开阔、心旷神怡，可调节人的心理，促进细胞的新陈代谢，改善血液循环，加强心肺功能，降低血脂、血压，防治心血管疾病的发生。但在春游过程中，也要注意以下事宜，保证出游安全、愉快。

（1）要提前准备一些食品、饮用水，以及急救药物，如藿香正气水、创可贴等。

（2）乘坐汽车时，要排队候车，按先后顺序上下车，不要拥挤、争抢座位；在车上要坐稳扶好，没有座位的要双脚自然分开，侧向站立，手应握紧扶手，以免紧急刹车时碰伤；不要把头、手、胳膊伸出车窗外，以免被对面来车或路边树木等刮伤；也不要向车窗外乱扔杂物，以免伤及他人。

（3）凡是容易晕车的人，在乘车前半小时宜服用茶苯海明（晕海宁）等预防，也可用清凉油涂擦太阳穴或鼻唇沟。

（4）对于体质较弱的中老年人及幼儿，春游时应注意饮食卫生，饮食宜清淡、新鲜，易消化，同时注意勿过饥或过饱。

（5）宜穿运动鞋或旅游鞋，便于行走，不易摔倒；活动中不要单独行动，应结伴而行，防止意外发生。

（6）不要采摘蘑菇、野菜，食用野果等，以免发生食物中毒；不要到大石头边沿等危险的地方玩耍、游戏、拍照等，以免滑下受伤；不要到水边玩耍、游戏,严禁下水游泳,防止溺水事故发生。

• **徒步旅行中,如何健身又健心**

徒步,又称远足、行山或健行,不同于通常意义上的散步,也不是体育竞赛中的竞走项目,而是指有目的地在郊区、农村或者山野间进行中长距离的走路锻炼。徒步旅行是户外运动中最为典型和最具特色的一种,也是一种灵活自由、老少皆宜的旅游方式,既可强身健体,又可锻炼人的意志和毅力,把锻炼身体与观光游览有机结合起来。但如果不做好徒步旅行的防病准备,很有可能适得其反。因此,徒步旅行中,还需注意以下几点。

（1）最好结伴而行,至少3个人以上,途中可以相互帮忙、照顾。但也不宜人太多,反而互相干扰,行动不便。

（2）预防疲劳。预防的关键点有三：一是步姿正确,二是不要心急,三是要会走路,走小路而不是走平坦的路,即使走公路,也不走平坦的中心,而是走高低不平的路边。

（3）预防脚打泡。如果鞋子不合脚或步姿不正,行走中脚的某个部位就有可能由于反复摩擦而疼痛,甚至出泡。因此,选择合适的鞋子很重要,鞋带要系紧,使鞋子包脚良好；袜子要厚一些,最好带上备用袜。在脚上容易磨到的部位,可贴上一块医用胶布,或者在鞋子的相应部位贴一块单面胶,也可起到一定的预防效果。

（4）注意冷暖调节。徒步旅行时可带一些质地轻而防寒性能好的衣物,如果行走在广阔风大的平原地区,或者阴凉的山间,衣着就应及时调整。春季多雨时节,也要做好防雨准备。必要时,还可戴上遮阳透气的帽子,随带防晒霜和柔软吸汗的毛巾。

（5）喝水进食需适可而止。出发前可准备一壶清茶水,适当加些盐。清茶生津止渴,盐可防止流汗过多而引起的体内盐分不足。旅行途中,也可适当进食补充能量,但解渴或进食都不宜过量。不要带过多的水、食物,能在途中补充的就不需带,吃了容易口渴的食物也不要带。

(6) 适时调整行走方式。行进中尽可能放松,用大腿带动小腿,步伐均匀,有节奏感,肩沉背挺,采用腹式呼吸。注意通过摆臂来平衡身体,调整步伐,根据不同的路面情况,采用不同的行走方式。上坡时先深呼吸,上身前倾;下坡时,如果加速或奔跑,身体要后仰,降低重心,防止受伤。

(7) 注意休息。暂时休息尽量控制在 5 分钟以内,以站着休息为主,调整呼吸。长时休息以 90 分钟一次为好,休息时间为 15 分钟,可卸下背包等所有负重装备,先站着调整呼吸 2～3 分钟,再坐下休息,避免加重心脏负担。适当地按摩腿部、腰部、肩部等肌肉,也可躺下,抬高腿部,让充血的腿部血液尽量回流心脏。晚上睡前,用热水洗脚,也能缓解长时间徒步旅行的疲劳。

- **自驾旅游时,如何进行自我调节**

随着私家车日益增多,自驾旅游已成为一种新的旅游方式。由于其具有自由化、个性化、灵活化和舒适化的特点,越来越受到青睐。但由于自驾游途中驾驶员精神高度集中、疲劳过度及生活规律打乱,一些疾病很容易暴发出来。因此,自驾旅游途中,需注意进行自我调节,防止健康问题的发生。

对于驾驶者而言,长时间精神高度集中,驾姿固定,操作单调,容易造成心理和生理上的疲劳。驾驶员每开车 2 小时,就应停车休息 30 分钟。远眺远处或绿色植物,做眼保健操或闭目养神均可缓解眼部疲劳。饭后应休息 20～30 分钟再开车。

对于坐车的人而言,长时间身体活动少,关节部位血液循环不畅,也容易出现腰酸背痛、颈部僵硬、腿部痉挛等症状。因此,定时休息非常重要。可趁休息时弯弯腰、踢踢腿或自我按摩一下腰部、颈部。

在驾车时,保持心态平和也很重要。忍为上,和为贵,不能因前方车速慢或他人超车而冲动。否则,不慎酿成大祸,则追悔莫及。

另外,就餐环境的改变常常会引起肠胃功能的紊乱,出现食欲不振或腹泻。因此,自驾出游,尤需注意避免生饮生食,做到勤洗手,不吃不洁食品,也不要吃得过饱,注意荤素搭配,少吃油腻,而宜多吃水果蔬菜,多喝水。一旦发生腹泻,不要盲目服用抗生素药物,尽早就诊,须在医生指导下用药。

• **老年人也需要参加运动吗**

生命在于运动。但是上了年纪,大家常常感觉肩颈越来越紧,腰背越来越僵,腿脚也不像以前那么灵活了,稍一活动更会出现心跳加快、气喘胸闷,不禁担心身体会出现什么不妥,总觉得歇着就好,不敢动,不愿动。但是,运动并不是年轻人的专利,老年人尤其需要运动。唐代医学家孙思邈就曾说过:"以动养生,寿高百龄。"老年人只有坚持适当运动,才能增进健康,延长寿命。运动对老年人益寿延年可谓好处多多。

(1)能强壮肌肉和骨骼。适当的运动能改善肌肉和骨骼的血液循环,使肌肉和骨骼得到充分的营养供给,防止肌肉萎缩和骨质疏松,增强关节活动的灵活性。

(2)能增强心脏功能,促进全身血液循环。适当的运动,能使心率加快,使心肌得到锻炼,心脏输出量增加。血液循环得到改善,使全身器官、组织得到充分供血、供氧,组织细胞的营养供应改善,代谢产生的废物、毒物得到及时排出,有利于改善细胞功能、延长细胞寿命。

(3)能增强肺部换气功能。老年人进行适当运动,可使已降低的肺活量得到改善,吸入的新鲜氧气增多,使血液中含氧量增加,血氧在肺泡内交换加快,有利于机体各重要脏器的供氧和二氧化碳的排出,促进新陈代谢。

(4)能增强胃肠道的消化功能。运动能促使胃肠分泌消化液,胃蠕动增强,提高食欲。因此,老年人适当参加运动,能有效预防老年性肠功能紊乱的发生,改善便秘症状。

(5)能增强神经的传导功能。适当运动使机体各器官组织得到充足的营养供给,神经传导也得到改善,有效防止坐骨神经痛及四肢疼痛的发生。

- **老年运动锻炼须注意什么**

运动对老年人益寿延年好处多多,但也应根据个人的身体状况,选择性参加恰当的运动方式和项目,特别应牢记四点十六字要诀:因人而异、量力而行、适可而止和持之以恒。

(1)因人而异。老年人采取的运动方式和项目应根据自己的年龄、体质、环境,合理安排自己的运动强度和时间。在进行运动锻炼前,必须先做健康评估,评估指标包括血压水平、心肺功能、灵活程度和体能状况等。如果患有疾病,还要根据病情考虑近期是否适合运动,以及什么样的运动方式、项目比较合适。比如,颈椎病、腰椎病患者不宜进行跑步、跳跃等剧烈运动,运动幅度不宜过大,动作也不宜过快。

(2)量力而行。运动锻炼不能毫无目的、毫无计划,每日锻炼的方式应有目标安排,切勿盲目锻炼。运动强度有强弱之分,老年人在进行运动时尤其要注意强弱适当。急性病未愈的老年人,应选择体力消耗少,不影响病情发展的运动方式。患有心脑血管疾病的老人,更应注意量力而行。

(3)适可而止。虽说运动有利于老年人益寿延年,但也须注意适可而止。建议在进行适应性锻炼的基础上,制订运动锻炼计划。

一般来说,老年人运动时应以不气喘、不心慌,轻微出汗为宜,否则反而会对身体不利。心率测定是简便易行的好方法,锻炼后第二天的疲劳程度也有参考价值。运动锻炼持续2周后,如没有特殊的不适感,则表明运动量合适,就可制订正式的运动锻炼计划了。

(4)持之以恒。运动锻炼贵在坚持,切忌"三天打鱼,两天晒网",老年人也不例外。骨骼肌肉、心肺功能、神经传导与反应力等,都需要通过经常适量的运动锻炼才能得到巩固与发展。只有坚持长期锻炼,才能逐渐将人体各器官功能与活动调整到良好的状态,内外环境和谐适应,实现延年益寿的目标。

- **适合老年人运动锻炼的方式有哪些**

运动方式有很多,老年人可根据自己的爱好与习惯,以及自身疾病状况来选择合适的运动方式。从健身的角度看,可选择的运动方式包括有氧运动、力量练习、柔韧性练习、平衡能力练习等,也可在身体状况允许的情况下进行综合功能练习。

1. 有氧运动　有氧运动是老年人最基本的健身方式。常见的运动方式有中速走、广场舞、游泳和登山等。

(1)运动时间。坚持每天30～60分钟中等强度的有氧运动。可一次不间断地进行,也可分段进行,但每段持续时间应在10分钟以上。运动前后,须安排5～10分钟的准备活动和整理活动。《中国居民膳食指南》核心推荐:坚持日常身体活动,每周至少进行5天中等强度身体活动,累计150分钟以上;主动身体活动最好每天6 000步。以下身体活动及持续时间相当于快步走6 000步的活动量:打太极拳40～60分钟;做瑜伽40～60分钟;快走或慢跑40分钟;骑车40分钟;游泳30分钟;打网球30分钟。

(2)运动频率。最好能每天坚持运动,逐步延长运动时间、增加运动频率和强度,这样既能增加运动的依从性,也能提高身体四肢的协调适应性和反应性,减少运动损伤。其实,即使运动量暂时还达不到最低推荐量(每周150分钟有氧运动),尽己所能地参加一些运动锻炼,也是对身体有益的。

(3) 运动强度。一般来说,中、低强度的运动是安全有效的,引起心脏并发症的危险性较低。刚刚开始进行运动锻炼的老人,或者病情不太稳定的心脑血管疾病患者,起始运动强度不宜过强,最好选择强度较低的运动方式。有一定运动基础的,体能状况良好的老人,则可选择较大强度的运动方式。中等强度锻炼可通过以下表征进行判断:有心跳和呼吸加快、微微出汗和气喘,但并不急促,可以交谈。

2. 力量练习 健康老年人或病情稳定的人群可适当进行力量练习,以增强体质和肌肉力量,减缓关节疼痛,增加人体平衡能力,防止跌倒。

(1) 运动方式。建议进行推、拉、拽、举、压等多种运动方式,也可选用不同的运动器械针对不同肌群进行锻炼。

(2) 运动强度。刚刚开始力量练习时,可选用相对较轻的阻力强度。每次力量练习时,建议针对每个肌群进行2~4组练习,每组重复10~15次,逐步改善肌肉耐力。

(3) 运动频率。力量练习不宜每天练,每周进行2~3次即可,两次练习间隔须在2天及以上。

3. 柔韧性练习 柔韧性练习也是适合老年人的基本健康方式之一。经常进行柔韧性练习,可改善关节活动度,增加人体的协调性和平衡能力,防止摔倒。

(1) 运动方式。可选用静力性拉伸锻炼。

(2) 运动强度。每次拉伸在达到拉紧或轻微不适状态时应保持10~30秒,每个部位的拉伸可重复2~4次。

(3) 运动频率。每周进行2~3次柔韧性练习比较适宜。进行拉伸锻炼前最好进行一些有氧运动或洗个热水澡,使肌肉温度升高,柔韧性练习的效果会更好。

4. 平衡能力练习 行走能力较强、下肢功能正常的老人，还可以进行一些平衡能力练习。比如，单腿站立、脚跟脚尖走等。平衡能力练习是老年人加强下肢力量、防止跌倒的好方法。但是，下肢力量较弱，步履不稳定的老人切勿进行平衡力量练习。即使是行走能力较强、下肢功能正常的老人，在进行平衡能力练习时也要注意加强保护，身体两旁需有扶手或身旁有人保护，切勿单独进行，防止意外发生。

5. 综合功能练习 身体状况比较好的老人还可以参加一些诸如气功、太极拳、瑜伽、乒乓球、羽毛球等运动，每周2~3次，每次20~30分钟。综合功能练习可改善人体平衡性、灵敏性和协调性，改善机体各器官功能。太极拳尤其适合老年人，被证明可显著降低跌倒风险。

- **如何把握运动时间和强度**

经过冬季养膘，人们往往"养膘"不少。春暖时节，也是大家启动健身减肥计划的好时机。目前，判断肥胖的方法有很多，通常使用体质指数（BMI）来判断。BMI＝体重（kg）/身高（m）^{2}，BMI介于18.5~24之间为正常体重，＞24为超重，＞28为肥胖。

通常，我们可通过科学运动来控制体重、防止肥胖。①选择合适的锻炼项目。可根据兴趣及客观条件选择项目，如步行、散步、跑步、骑自行车、游泳、上下楼梯、广播操、健身舞蹈、太极拳（剑）、球类等运动项目；②运动强度要适中。按照科学健身的要求，运动强度应以达到最大心率的70%~80%或最大吸氧量的50%~70%为目标，运动时的心率一般以（170－年龄）为限。运动以心跳加快、微微出汗、运动后疲劳感于10~20分钟内消失为宜；③合理安排锻炼时间。每周锻炼可以安排3~5次，每次锻炼的时间为20~50分钟左右。运动前先做5分钟的热身运动,运动后再做5分钟的放松运动。

另外,科学运动要持之以恒,也要注意配合健康均衡的饮食。

- **春季适宜开展哪种运动**

冬去春来,阳气生发,万木争荣,行走健身是适应时令特点的有效养生方法。目前已有许多研究证实,规律的健走可有效锻炼身体各部位:①头脑:促使脑部释放内啡肽,使心情愉悦;②肺部:增加肺活量,降低嗜烟者对吸烟的渴望;③背部:加强背肌力量,且对背部伤害较小;④腿脚:行走相当于对骨骼进行力量训练,能明显增强腿脚骨骼和肌肉力量。一般认为,一周步行3小时以上,可降低35%～40%的罹患心血管疾病风险;一周3天,每次步行45分钟以上,可预防老年痴呆;一周步行7小时以上,可降低20%的乳腺癌罹患率,对2型糖尿病有50%的疗效。

行走健身要求迈大步,速度较快,双臂摆动,抬头挺胸。行走健身时,要注意做到以下几点:①穿着适宜,宽松舒适。春日虽气温回升,但寒气未尽,要适当多穿衣,切勿穿得过于单薄而受寒。②精神舒畅。行走健身时,可适当活动肢体,有意识地调匀呼吸,把注意力集中到呼吸上,从容迈步。③步履从容和缓。④持之以恒。只有时间长了,才能使身心得到锻炼,收到良好的养生效果。

- **春季锻炼有何禁忌**

一年之计在于春。春季是许多老人喜欢锻炼的季节,但春季锻炼还需注意如下几种"不宜"。

(1)锻炼不宜骤然进行。锻炼前应先做些简单的四肢运动,以防韧带和肌肉扭伤。

(2)雾天不宜进行锻炼。雾珠中含有大量的尘埃、病原微生物等有害物质,锻炼时由于呼吸量增加,肺内势必会吸进更多的有害物质。

（3）锻炼时不宜用嘴呼吸。锻炼应养成用鼻子呼吸的习惯。因为用鼻子呼吸，鼻毛能滤清空气，使气管和肺部不受尘埃、病菌的侵害。

（4）锻炼时不宜忽视保暖。开始锻炼时不应立即脱掉外衣，等身体微热后再逐渐减衣，锻炼结束时，应擦净身上的汗液，立即穿上衣服，以防着凉。

（5）不宜空腹进行锻炼。清晨除了血糖偏低外，人体血液黏滞，加上气温低、血管收缩等因素，若空腹锻炼就可能使人因低血糖和心脏疾病而猝死。

（6）不宜早起外出锻炼。清晨空气并不新鲜，只有下午4时左右的空气才富含氧气负离子，因此那种"闻鸡起舞"的观念应予更新。

- **运动时应如何饮水**

水是生命之源，在运动中及时补充水分是十分重要的。但"水能载舟，亦能覆舟"，如饮水不当，则适得其反。在开始进行运动前10～15分钟，可适量饮水，以增加体内的临时储备，对维护运动时的生理功能有良好作用。运动时和运动后，则应采用少量多次的方法，即每15～20分钟饮水150～200毫升。这样，既可及时保持体内水分的平衡，又不增加心脏和胃的负担。

- **为什么养生家尤为强调春季梳头**

古话有云："春三月，每朝梳头一二百下。"春天是自然阳气萌生生发的季节，这时人体的阳气也顺应自然，有向上向外生发的特点，表现为毛孔逐渐舒展，循环系统功能加强，代谢旺盛，生长迅速。因此，春天养生保健需顺应天时，顺应生理，使肢体舒展，气血条畅。而春天梳头，正是符合这一春季养生的要求，一方面梳头能刺激头部经络和内脏相对应于头表的穴位，使头部毛孔张开、排泄、邪气外散，以疏通经络、振奋阳气、祛瘀充氧、调理脏器，从而提高机体的抗病能力；另一方面，梳头还有神经反射作用，能改善血液循环，促进组织细胞的新陈代谢。

梳头方法有很多，在此介绍梳头与气功按摩相结合的方法，即梳头功。具体做法如下。

（1）先做气功预备式。正身站立，两脚自然分开，与肩同宽，两膝稍屈，百会顶天，头正项直，含胸拔背，沉肩垂手，两眼睁开，平视前方，全身放松，平定情绪，排除杂念，意守腹部丹田。年老体弱或因病不能站立的，可改用坐位。采用自然呼吸，鼻吸口呼，均匀和缓。

（2）入静放松后，两手缓缓上提，两掌心轻按前额，稍用力向下，经过鼻口轻擦至下颌，再转向头后颈部，往上轻轻擦过头顶，回到前额。依此共按摩 36 次。第一次用力宜轻，而后逐渐加重。

（3）两手十指屈成自然弓形，自前额发际开始，经头顶向后，至颈后为止，轻抓头皮。然后以头部前后正中线为中心，两手逐渐向两边移开，同时轻抓头皮，至两耳上部结束。依此共按擦 36 次。第一次用力宜轻，而后逐渐加重。

（4）十指仍保持屈弓，左右手各过头顶，分别自对侧耳上部发际开始，经头顶至同侧耳上部为止，轻抓头皮。然后以两耳经头顶的连线为中心，左手向前，右手向后，逐渐分开，同时轻抓头皮，至前后发际尽为止。依此共抓 36 次。开始用力宜轻，而后逐渐加重。

（5）恢复用手掌轻擦，两掌心贴头面，自前额开始，擦至下颌后，再翻向头后颈部，经头顶至前额止。依此共按擦 36 次。第一次用力稍重，而后逐渐减轻。

（6）慢慢收功。收功后，用梳齿整齐圆滑的木梳轻梳头皮，按所需发型稍作梳理。

这种梳头方法，是梳头与气功按摩的有机结合，要求全身放松，意念专注，呼吸均匀，两手动作柔和缓慢，不能急于求成，心躁手乱。抓擦轻重要适宜，开始时由轻到重，收功时由重到轻。轻则如鹅羽拂面,重则以不疼痛为准。

第三节 健康评定

- **为什么老年人更需定期进行健康体检**

随着我国老龄化进程的加剧,老年人的健康问题越来越受到全社会的关注。老年人由于身体各功能都在逐渐退化,健康问题也会越来越多,老年人需要定期进行健康体检。疾病的出现不是一蹴而就的,是需要经历一段过程才会出现各种自觉症状、客观的体检或其他检查的异常。健康检查是目前监测人体健康状况的最简单易行的方法,也是预防疾病最有效的手段。

春天的到来,犹如新生命的开始,自然界万物复苏,此时也是人体内脏和器官生理功能活跃的最好时节。因此,无论表面健康的年轻人、中年人,抑或是已患有慢性病的人,常常需要在春季进行体检。春季体检,不仅能及早发现冬季甚至积累了一年的不健康因素,对身体状况做个盘点和总结,也能为新年后制订身体健康规划做好准备。

对于老年人而言,定期进行健康体检具有重要意义,不仅可以早期发现疾病、尽早治疗、改善预后,还能增强老年人的健康意识和自我管理意识,改变自身不良的生活习惯,自觉提高遵医行为,以提高老年人的健康水平和生活质量。老年人不应在身体出现不适才"被动"去医院就诊,应"主动"定期到体检机构检查,为预防疾病或为进一步确诊打下基础。

- **如何才能让体检结果不失真**

有些老年人的体检结果会出现失真的情况,其实这并不一定是因为体检设备故障或者试剂质量问题,而恰恰是因为体检前、体检时的饮食、情绪、活动量、睡眠情况等因素在作祟。健康体检并不简单,大家不妨来看看体检前、体检时都该注意些什么？

1. 体检前的饮食 高糖食物可刺激人体胰岛素水平升高，使体内的蛋白质、脂肪、碳水化合物代谢出现紊乱，可引起糖耐量降低，使血糖升高；老年人的血糖调节功能下降，同时蛋白质及脂肪的代谢速度相对较慢，进食高糖、高脂食物可能会出现血糖增高、高脂血症等现象。因此，建议老年人体检前3天清淡饮食，不要进食高糖、高脂食物，尽量避免饮浓茶、咖啡等刺激性饮料。

体检前24小时内不过量或过少饮水，否则会影响肾功能的检查。此外，酒精可使血流加速、心跳加快，甚至诱发心律不齐或心律失常，会影响心电图、脑血流图和肝功能的检查。因此，体检前24小时禁酒。

体检前8～12小时禁食，检查当日早餐应禁食、禁水。

通常情况下，高血压患者在体检前不需要停药，可像往常一样按时服药。因为按常规服药，是保持血压稳定的重要措施，贸然停药可能引起血压突然上升、发生危险。而且，在按时服药情况下，体检时测量血压仍见血压偏高，可有助于医生全面判断受检者高血压控制情况和药物的降压效果。

2. 体检前的生活作息 体检前一天注意休息，避免剧烈活动和情绪激动，保持充足睡眠；女性体检前24小时内不要冲洗阴道。

3. 体检当天的注意事项 体检时穿着宜宽松，不要佩戴首饰，以方便随时检查和准备。体检空腹采血时间宜早上7：30—8：30，最迟不宜超过9：00，太晚采血会因为体内生理性内分泌激素的影响，造成血糖等血指标失真。留尿液标本时要收集中段尿，在收集尿之后，应及时送去检查，否则因放置时间长出现尿内蛋白质变性、红细胞破坏等会影响检查结果。

病史是医生判断受检者健康状态的重要参考依据，所以，老年人在体检时要注意重要病史的告知，不要故意隐瞒而使医生漏诊或误诊。

• **老年人该如何选择体检套餐**

目前,很多体检机构都推出了"1+X"健康体检方案。这是什么意思呢？就是在筛查常规项目的基础上,根据每个人的健康状况、生活方式、家族史及经费预算等情况,有针对性地进行个性化体检套餐设计。

根据中华医学会健康管理学分会和《中华健康管理学杂志》制定的《健康体检基本项目专家共识(2014)》列出,体检项目的选择应遵循科学性、适宜性及实用性的原则,采用"1+X"的体系框架,"1"为基本体检项目(必选项目),"X"为专项体检项目(备选项目)。

1. 体检必选项目 体检必选项目是基础,是开展健康体检服务的基本检测项目,也是形成健康体检报告及个人健康管理档案的必须项目;针对无症状的受检对象,是初步而全面的最基本筛查项目,检查后可形成基本健康体检报告及个人健康管理档案。对无症状老年人进行健康体检,建议不要漏检每一个必选项目,这是因为这些检查项目对判断有无潜在疾病或风险有重要意义。必选项目主要内容包括健康体检自测问卷、体格检查、实验室检查、辅助检查和体检报告首页5个部分,具体如下。

(1) 健康体检自测问卷：受检者根据自己的真实情况,回答有关自己的健康史、症状、体征、生活方式、环境健康、睡眠健康和健康素养的问题。

(2) 体格检查：主要包括身高、体重、血压等一般检查和临床科室如内外科等的临床体格检查。

(3) 实验室检查：主要包括8种,具体为血常规、尿常规、粪便常规及粪便隐血、肝功能[丙氨酸氨基转移酶(ALT)、谷草转氨酶(AST)、总胆红素(STB)]、肾功能(血尿素、血肌酐)、血脂、血糖和血尿酸。其中，粪便隐血实验是《结直肠癌早期风险筛查指南》中推进的筛查项目。

（4）辅助检查：主要包括心电图、心肺X线（或者CT）和腹部肝胆等主要脏器的超声波检查。

（5）体检报告首页：体检机构必须提供完成以上各类检查的检查结果摘要，概括体检结果要点，提出下一步检查的建议。

此外，老年女性应增加盆腔和乳腺检查；老年男性增加前列腺检查。

2. 体检备选项目 健康体检的备选项目是可选体检项目，是个体化的深度体检项目，是主要针对不同年龄、性别及有慢性非传染性疾病风险的受检者的专业化筛查项目。老年人按自身疾病风险类别和个人意愿，可在体检必选项目基础上，增加与疑似疾病风险最相关的备选项目。常见老年疾病的风险包括冠心病风险、脑卒中风险、糖尿病风险筛查、慢性阻塞性肺疾病风险、慢性肾病风险、肺癌风险、结直肠癌风险、胃癌风险等，这些疾病风险相关的备选体检项目比较专业，老年朋友应积极与体检或临床医师沟通，选择必要的疾病风险筛查项目。此外，备选项目还有体适能检查、骨密度检查、心理测评、中医学体质辨识等，老年朋友应根据自身实际情况来选定。

例如，随着年龄增加，老年人颈动脉内中膜厚度增厚和斑块检出率也随之增加；颈动脉粥样硬化严重程度与脑卒中、心肌梗死的发生密切相关；而颈动脉超声检查可测量颈动脉内中膜厚度、检查有无斑块形成、评估斑块稳定性及对动脉狭窄程度进行分级，对动脉粥样硬化性疾病早期诊断、预后判断和心血管疾病风险评估与预测，都有重要意义，老年人如患有高血压、冠心病、脑卒中或糖尿病风险，有吸烟、超重或肥胖等高风险，在心血管综合风险评估为中度风险以上等，应把颈动脉超声检查作为体检的备选项目。肿瘤标志物作为常见的体检备选项目，我国肿瘤发病率逐年增高，老年人在体检中是否需要把肿瘤标志物都查一遍呢？常用的肿瘤标志物是肿瘤"辅助诊断、预后判断、疗效观察和复发检查"的重要指标。所谓辅助诊断，是指诊断恶性肿瘤疾病不能单凭肿瘤标志物检查出现阳性或升高进行确诊。目前，不提倡对无恶性肿瘤症状和风险的人群进行肿瘤标志物筛查；老年人应在体检前向临床相关医生咨询，综合分析检查肿瘤标志物是否合适。

总之，老年人的体检应重视心脑血管、糖尿病、高发肿瘤、肾损害疾病的检查，还应该注意耳朵和眼睛病变的发生。

- **为什么老年人还应定期进行记忆体检**

老年人随着生理功能衰退，心理特征也发生改变。主要心理变化包括感知觉变化、记忆力变化、情绪变化、人格变化和智力变化等。痴呆是一种以记忆和认知功能损害为特征的临床综合征，阿尔茨海默病是最常见类型，占痴呆患者的60%～80%。据估计，我国有约1 000万痴呆患者。痴呆是一种不可逆的进行性加重疾病，只有早发现、早诊断、早治疗，才有可能预防和延缓痴呆的发生和发展，记忆体检是早期发现痴呆的重要途径。

近年来，我国专业组织建议老年人进行记忆体检。虽然记忆体检还没有正式列入健康体检范围，但通过筛查确实可发现早期潜在的记忆与认知问题及危险因素，可评估发生老年性痴呆的风险，有利于为老年人提出早期的预警与健康管理计划。建议65岁及以上老年人每年例行记忆检查；记忆减退等主诉老人，应每半年进行1次记忆检查，鼓励离退休人员健康体检中增加记忆检查项目。

- **体检报告中的"复查"是什么意思**

老年人在看自己的体检报告时，会看到"复查""定期复查""进一步检查"，应该怎样理解呢？

（1）"复查"：指某一项检查指标此次出现异常，应在较短时间内进行第二次检查。

（2）"定期复查"：指体检的结果已有结论，为观察其变化需要定期复查。如在体检中发现胆结石、甲状腺结节、子宫肌瘤等，一般需要3个月至半年检查一次，看看大小、形态是否发生变化，如有恶化倾向应及早手术治疗。

（3）"进一步检查"：在体检中发现问题又不能确诊，医生会建议进一步检查，进一步检查的部位和方法不同于健康体检，需要到正规医院找专科医生诊疗。

人体时刻在发生变化，有些变化在检查时只是一时的功能性改变，无明显疾病意义。而许多慢性疾病的形成，需要一段时间的发展，才能被临床检查发现。因此，医生对体检结果中有关"复查""定期复查""进一步检查"的建议有重要意义，老年人不应忽视。

第四节　疾病防护

• 什么时候该佩戴口罩

如今，佩戴口罩已不是医务工作者的专有标识，越来越多的人将其作为日常必备之物。乍暖还寒的春季，也是呼吸道传染病的高发季节。科学佩戴口罩，对于新冠肺炎、流感等呼吸道传染病具有预防作用，既保护自己，也有益于公众健康。因为佩戴口罩不仅能防止佩戴者在咳嗽、打喷嚏时喷射飞沫，降低飞沫量和喷射速度，减少病毒、细菌的传播，同时还对外界含有病毒的飞沫核起到一定的阻挡作用，防止佩戴者吸入。

为了防止疾病的人际传播，在以下情形下应佩戴口罩。

（1）自身患有呼吸道传染病时，或者与呼吸道传染病患者近距离接触时。

（2）搭乘公共交通工具时，如公交车、地铁、火车和飞机等。

（3）身处人群密集的场所时，如超市、大卖场、商场、厢式电梯、车站候车厅和机场候机厅等。

（4）去医院时。

当然，口罩使用也不能过度，长时间佩戴口罩可能影响呼吸造成不适，也可能因摩擦、过敏造成皮肤损伤。因此，在疾病流行季节，下列情形下也可不戴口罩。

（1）独自在户外人少空旷处活动时，如有来人，务必保持1米以上距离。

（2）骑车时，须与其他车辆保持适当距离。

（3）独自驾驶车辆时。

（4）家中没有患者，或者独自在家时。

- **如何选择合适的口罩**

口罩发展至今，从生产标准上有美标、欧标和国标之分，型号上更是琳琅满目。目前我们常见的口罩主要有4类。

（1）普通脱脂纱布口罩。

（2）一次性医用口罩。

（3）一次性医用外科口罩。医用外科口罩分3层，外层有阻水作用，中层有过滤作用，内层有吸湿作用。

（4）一次性医用防护口罩。此类口罩不仅满足对非油性颗粒物至少95％过滤效率要求，还具有阻隔血液或传染性体液喷溅的能力，更适合医务人员使用。

出于防止传染病为目的，一般公众在人群并不是很密集的公共场所活动时，建议戴一次性医用口罩；如要进入人群密集或密闭的公共场所，建议佩戴医用外科口罩或颗粒物防护口罩。特别提醒，棉纱口罩、海绵口罩和活性炭口罩对预防病毒感染无保护作用。

★ 前往发热门诊就诊,居家隔离及与其共同生活人员:属于中等风险。推荐佩戴医用外科口罩,也可选择一次性使用医用口罩。

★ 在人群密集场所活动或到医院发热门诊以外的诊区就诊:属于较低风险。推荐佩戴一次性使用医用口罩。

★ 居家活动、散居居民或户外活动者:属于低风险。可不佩戴,或推荐使用普通口罩。

- **如何正确佩戴口罩**

在呼吸道传染病流行季节,建议佩戴口罩。以一次性医用口罩为例介绍佩戴方法。

(1) 检查口罩有效期及外包装。

(2) 浅色面有吸湿功能,为内侧,深色面朝外,鼻夹(金属条)一边朝上。

(3) 将口罩覆盖口鼻,上缘贴紧鼻梁,下缘贴紧下巴,将口罩两侧耳带挂在耳朵上。

(4) 将鼻夹(金属条)按鼻形固定。

(5) 上下拉开褶皱,使口罩覆盖鼻、嘴、下颌。

(6) 双手指尖向内触压鼻夹(金属条),由中间至两边,慢慢向内按压,直至紧贴鼻梁。

(7) 适当调整口罩,使口罩周围充分贴合面部。

(8) 口罩污染时或持续使用超过4小时后更换。

另外还有几点需要注意:①注意医用口罩的有效期,一般医用外科口罩的有效期是3年;②佩戴口罩前和脱除后均应洗手;③使用口罩时应用双手指尖调整鼻夹(金属条),不要用单手捏,防治口罩鼻夹处形成死角漏气;④佩戴过程中避免用手触摸口罩内外侧,若需触摸,触摸前、后应彻底洗手;⑤摘脱口罩时,应避免触碰口罩外侧,用手抓着两侧系带轻轻脱下,避免细菌粘附到手上。

- **如何处理使用后的口罩**

普通的棉口罩可清洗后反复使用,但用于防护呼吸道传染疾病的医用口罩是一次性产品,不能清洗再使用的。据目前研究显示,各种对口罩的清洗、消毒等措施均无证据证明其有效性。一次性使用医用口罩和医用外科口罩均为限次使用,累计使用不超过8小时。出于节约资源的考虑,如仅去了一些低风险的场所,短时间使用的医用口罩,在回到可不使用口罩的场所后可将其悬挂在洁净、干燥的通风处,或者放置在清洁透气的纸袋中,以便再次使用,但累计使用时长不可超过使用时限。在此期间,如果口罩受潮较严重或者遭遇一些喷溅液体的污染,应立即更换。

对于废弃口罩的处理,一般可分为两类情况:①普通人群在日常活动后换下的口罩,可向外对折后,放入一次性使用自封袋或垃圾袋中封好、扎紧,按生活垃圾分类原则丢弃;②自身有可疑症状,或是接触了有可疑症状的人群后换下的口罩,不可随意丢弃,应视作医疗废弃物,严格按照医疗废弃物有关流程处理。如果正好在医院,可将口罩直接丢入黄色的医疗废物垃圾袋中。如果在家或其他场所,可用酒精或84消毒液喷洒后放入一次性使用自封袋中封好,投放到专用的废弃口罩垃圾桶。尤其需注意的是,处理完毕后,一定要记得彻底洗手。

- **什么情况下需要洗手**

新冠肺炎、流感等呼吸道传染病流行季节,除了科学佩戴口罩外,勤洗手、及时且正确洗手也是降低感染疾病风险的有效举措。在以下情形下,应洗手。

(1) 接触公共设施或物品后,如扶手、门把手、电梯按钮、钱币、快递等。

(2) 外出归来后。

（3）佩戴口罩前和摘脱口罩后。

（4）手被呼吸道分泌物污染后，比如接触了眼泪、鼻涕、痰液、唾液后，以及因咳嗽、打喷嚏用手遮挡后。

（5）照护过患者后。

（6）准备食物前及就餐前。

（7）大小便前后。

（8）接触动物和动物饲料，以及处理动物粪便后。

（9）摘戴隐形眼镜前。

（10）其他情况。

- **如何正确洗手**

告诉大家一个很好记的"7步洗手法口诀"：内—外—夹—弓—大—立—腕。

第一步：内——洗手掌。在流动水下淋湿双手，涂抹洗手液或肥皂，双手掌心相对，手指并拢，相互摩擦。

第二步：外——搓手背。手心对手背沿指缝相互搓擦，交替进行。

第三步：夹——洗指缝。双手掌心相对，双手交叉，沿指缝相互摩擦。

第四步：弓——洗指背。弯曲各手指关节，在另一手掌心旋转搓擦，交替进行。

第五步：大——洗拇指。一手握住另一只手的拇指旋转揉搓，交替进行。

第六步：立——洗指尖。手指并拢，将手指放在另一手掌旋转揉搓，交替进行。

第七步：腕——洗手腕。一只手握住另一只手的手腕，旋转清洗，交替进行。

需要注意的是,每次洗手时间应不少于20秒,最好30秒,大约是唱两遍《祝你生日快乐》的时间。洗手时使用洗手液、肥皂等清洁用品,并用流动水洗手。如在外没有洗手设施时,可使用手消毒液进行手部清洁,回家后尽快洗手。

- 突然想咳嗽或打喷嚏时该怎么做

在日常生活中,免不了有突然感觉喉咙痒想咳嗽,或者鼻痒打喷嚏的情况,这时应特别注意咳嗽和喷嚏礼仪,可归纳为以下几点。

（1）应尽量避开人群,用纸巾捂住口鼻,避免用双手遮盖口鼻。

（2）如果临时找不到纸巾,可弯曲手肘后,用手肘内侧遮挡口鼻。

（3）使用过的纸巾应丢到垃圾箱内。

（4）咳嗽或打喷嚏后应立即洗手,没有洗手设施时可用免洗消毒液对手进行消毒。

- 怎样防治花粉症

花粉症,也称花粉过敏症。花粉过敏反应主要有呼吸道、消化道、皮肤过敏反应及过敏性休克等。呼吸道过敏反应是花粉症困扰人们的最主要表现方式,主要有过敏性鼻炎和过敏性哮喘,通常表现为阵发性鼻痒、连续性打喷嚏、大量流清涕、鼻塞,还可有耳、眼、咽喉部痒感及头痛等。过敏性哮喘可有喘、憋、咳嗽等症状,严重者甚至可因窒息死亡。

花粉症的症状近似于感冒。晴天,气温较高,空气较干燥,风速较大时,花粉浓度较高,花粉症的症状也较明显。反之,下雨时因雨水冲刷,空气中的花粉浓度较小,花粉症患者相对也减少。

患上花粉症一定要及时积极治疗,注意遵循医嘱使用药物,防止转为慢性病,出现并发症,如哮喘、慢性肺炎、慢性鼻炎、结膜炎等。

花粉症患者应避免过敏原,在花粉播散期尽量减少户外活动,或者外出时佩戴口罩。改善居住环境,尽量不要养猫、狗等动物,撤换地毯,注意床铺卫生,室内通风,减少灰尘等,可减少发病机会。适当进行体育锻炼,不过度劳累,改善体质,提高抵抗力。经常进行鼻部按摩可增强局部抵抗过敏原的功能。饮食方面宜清淡,多吃蔬菜、水果。面部瘙痒或过敏时应及时冷敷,不要用热水刺激,不要随便使用激素类软膏。

- **如何预防过敏性鼻炎**

春暖花开,是过敏性鼻炎的好发时节,患者常喷嚏不断、鼻塞,伴有大量水样鼻涕、鼻痒难忍,经常挤眼揉鼻,部分患者伴有嗅觉减退。需要引起警惕的是,如不注意,过敏性鼻炎还可能慢慢发展为过敏性哮喘和(或)过敏性咳嗽,不适症状加剧,严重者还可能引发肺气肿、肺心病等疾病。因此,对于过敏性鼻炎患者或过敏体质的人来说,在季节更替之时需采取一些必要的措施以预防发病。

(1)合理科学饮食:多食富含维生素的蔬菜、水果,如苹果、菠菜、萝卜等;少吃辛辣炸炒的热性之品,如辣椒、生姜、油条等;慎食海鲜、冰冻鱼、鱿鱼、虾米等容易刺激诱发过敏反应的海产品。

(2)局部按摩或热敷:可对鼻子进行简单按摩,或者用热毛巾热敷鼻部及额面部,改善局部血液循环。

(3)调整作息规律,做到起居劳作有度,适度锻炼,注意休息。

(4)注意气候变化,及时增减衣服,预防感冒。

(5)保持心情开朗愉快。

- **如何预防面部季节性皮炎**

春季天气回暖,万物复苏,人体的新陈代谢也开始活跃,皮肤表现尤为明显,皮脂腺和汗腺分泌增多,在接触各种过敏原后容易出现过敏反应,引起过敏性皮炎或斑疹。春季皮炎多发于面部、颈部与手背,出现轻度红斑、水肿,略隆起或伴有少数米粒大小红色丘疹,有的可为湿疹样改变,轻度苔藓化皮疹,时有糠皮样鳞屑。常伴有瘙痒,每年反复发作,可自行消退。

对于季节性皮炎,临床上多用抗组胺类药物治疗,但对面部季节性皮炎起效不大,且有不良反应。对于面部季节性皮炎,可从以下几方面进行改善。

(1) 防日光暴晒:凡患过春季皮炎的人,在春天外出时需注意面部保护,尽量戴遮阳帽或撑遮阳伞,在暴露部位涂上防晒霜,保护皮肤免受日光照射。

(2) 做好皮肤日常护理:恰当地使用化妆品和必要的皮肤护理,可增强皮肤对致敏原的抵抗力;同时要坚持使用保养品,并小心地护理皮肤,除了保持每天 3 次温水洗脸外,还要用些特效疗肤水、疗肤霜、爽肤、润肤,持之以恒;另外,应保持充足的睡眠和适当的运动锻炼,保持心情舒畅。

(3) 注意饮食调理:要注意饮食营养的均衡,少吃油腻、甜食及刺激性食物、烟、酒等;多吃富含维生素 A 和 B 族维生素的食物和新鲜蔬菜、水果;多喝豆浆。

(4) 勤漱洗:早出晚归时要勤漱洗,除去体表污垢和细菌。漱洗时,建议用温和的香皂或洗面奶清洗手脸,可选用质地柔软的面巾轻柔摩擦,避免使用过热的水、碱性较强的肥皂和质地粗糙的毛巾。

- **何为老年高血压**

高血压是老年人群的常见疾病。有资料显示,半数以上的老年人患有高血压,80 岁以上的高龄人群中,高血压的患病率接近 90%。根据《中国老年高血压管理指南 2019》,年龄在 65 岁及以上,在未使用降压药物的情况下,非同日 3 次测量血压,收缩压(SBP)≥140 mmHg 和(或)舒张压(DBP)≥90 mmHg,可诊断为老年高血压。曾明确诊断高血压且正在接受降压药物治疗的老年人,虽然血压<

140/90 mmHg，也应诊断为老年高血压。

由于老年高血压的发病机制和临床表现有特殊之处，其诊断、评估和治疗也与一般人群显著不同。对于老年高血压的诊断性评估，不仅要确定血压水平、了解心血管危险因素、明确引起血压升高的可逆和（或）可治疗的因素、评估靶器官损害和相关临床情况，判断可能影响预后的合并疾病，还应评估老年人的衰弱和认知功能。

- **如何树立老年高血压治疗的降压目标**

老年高血压降压治疗应强调收缩压达标，在能耐受的前提下，逐步使血压达标。在启动降压治疗后，需注意监测血压变化，避免降压过快带来的不良反应。

（1）年龄≥65岁，血压≥140/90 mmHg，在生活方式干预的同时启动降压药物治疗，将血压降至＜140/90 mmHg。

（2）年龄≥80岁，血压≥150/90 mmHg，即启动降压药物治疗，首先应将血压降至＜150/90 mmHg，若耐受性良好，则进一步将血压降至＜140/90 mmHg。

（3）经评估确定为衰弱的高龄高血压患者，血压≥160/90 mmHg，应考虑启动降压药物治疗，收缩压控制目标为＜150 mmHg，但尽量不低于130 mmHg。

（4）如果患者对降压治疗耐受性良好，不应停止降压治疗。

- **遇到血压突然升高怎么办**

正常服用降压药物的高血压患者，有时也会出现血压忽高忽低的情况。平时血压正常的老人有时会突然感觉头晕不适，可能是因为血压短暂性升高所致。造成这样血压波动的原因有很多。比如，情绪波动、精神刺激、天气变化、体位改变等都可能导致。老年高血压患者常常会因为动脉粥样硬化导致血压感受器的敏感性降低，血管自身调节血压的能力也降低。有的患者也会因为一些其他的继发因素，比如因为某些内分泌疾病发作导致血压突然升高。

遇到血压突然升高，应该如何处理呢？

（1）安静休息。遇到血压突然升高，切勿惊慌，家属应安抚好老人的情绪，先躺下休息。

（2）复测血压。待老人安静休息10～15分钟后，再次测量同侧坐位血压，观察血压的变化。如果血压有所下降，老人可继续静养休息；如测得的血压依然很高甚至还在持续升高，则应适当服用降压药物以临时控制血压。

（3）及时就医。如临时服药后血压升高仍不见缓解，需立即去医院治疗。如果老人在发生血压升高的同时，还伴有头痛、晕厥、恶心、呕吐、胸痛、心悸、视力模糊、肢体活动异常等症状，很可能是脑血管意外或心脏疾病的先兆症状，更不能掉以轻心，应立即拨打"120"急救电话，将患者送医院紧急救治，切勿耽误了黄金抢救时间。

- **为什么控制清晨血压这么重要**

降压达标不仅要使血压水平降低，更重要的是要保持血压的稳定。清晨血压升高在高血压患者中是一种常见的现象，虽然这种血压升高持续时间往往不是很长，但切不可掉以轻心。因为清晨是心脑血管疾病易发的时段，患者须提高警惕，应将清晨血压维持在合适的水平为宜。

其实，清晨血压升高是正常的生理现象，无论是正常人，还是高血压患者都会出现清晨血压升高。通常情况下，经过一整夜睡眠休息，人的血压会自然地下降至一天中最低的水平，待清晨从睡梦中醒来，人体的新陈代谢又开始活跃起来，血压也开始随之升高。但是清晨血压的"爬坡"幅度却是因人而异的，有的高血压患者清晨血压升高特别明显，清晨血压可比夜间血压高出30～50 mmHg，甚至更多，血管短时间内受到较大的压力冲击，对患者的健康危害较大。

因此，老年朋友如果发现自己清晨血压升高，切勿惊慌，应先与自己平时的血压水平进行比较。如果清晨血压升高幅度不超过平时血压的10%，则不必紧张，可适当调整早晨服药时间，起床后早些服用降压药物即可，如果能在服药后休息片刻后再起床就更好了。如果清晨血压升高幅度超过了平时血压的10%，且＞140/90 mmHg，则应及时就医，请医生帮忙一起查找一下原因，在医生指导下调整一下降压药物或者用药剂量。

遏制清晨血压升高，可采取以下措施。

（1）要坚持在家自测血压。在高血压治疗过程中，不能只关心是否已经服药，还应监测血压是否得到控制，控制效果如何。特别是在早上起床洗漱后，服用降压药物前测量血压，才能发现清晨血压的情况。

（2）要足量服药，有效降压。服用降压药物剂量不足，是造成清晨血压得不到有效控制的常见原因。因此，老人们一定要在医生指导下规范服药，保证服药依从性，切勿擅自减少服药量或停药。有条件的患者最好选择服用长效降压药物，以避免漏服，保证降压效果。

（3）要及时调整治疗方案。清晨血压升高异常，有时也可能是因为服用的降压药物不适合所致。因此，应及时就医，全面评估药物治疗方案，根据血压控制情况适当调整药物及治疗方案。

（尉敏琦　周热娜）

第三章 夏季养生

第一节 季节与健康

在二十四节气中,立夏、小满、芒种、夏至、小暑、大暑6个节气为夏季,是一年中气温最高和天气变化最剧烈、最复杂的时期。这个时期内陆地区干燥酷热,沿海地区潮湿闷热。上海的夏季相对较长,按照1971—2000年气候基准,一般在公历5月31日左右(正值小满3候)入夏,长达118天。在四季中,夏季也是身体新陈代谢旺盛的时期。由于天气炎热,容易"积温成火,易伤人之阴",患有心脑血管疾病的老人在这个季节容易出现心烦意乱、头胀胸闷等症状,特别是在江南初夏的梅雨季节,常有胸闷、乏力、胃口不佳等不适症状。在这一季节,养生要顺应夏季阳盛于外的特点,注意保护阳气,增强体质和提高人体适应暑热的能力。夏季养生调适的重点为:需静养。以下,我们不妨随着夏季的节气变换,来谈谈养生之道。

1. **立夏** 立夏,是二十四节气中的第七个节气。传统观念认为,立夏表示即将告别春天,是夏天的开始。但中国幅员辽阔,不同的地区入夏时间也是有先有后。比如在上海,立夏节气仍处于晚春。这个时节,温度明显升高,炎暑将临,雷雨增多,植物繁茂,有利于心脏的生理活动。春夏之交要顺应天气的变化,重点关注心脏的养护。

（1）饮食宜清淡。立夏之后,天气逐渐转热,人们容易烦躁易怒,消化功能减弱。因此,饮食应以低脂、低盐、多维、清淡为宜,多吃易消化、富含维生素的食物,忌食油腻、煎炸及热性食物。饮食清淡并不等于素食,平时也须保证人体必需的蛋白质的摄入,尤其要注意"春夏养阳",养阳重在养心,可多喝牛奶、多吃豆制品、鸡肉、瘦肉等。多吃蔬菜、水果及粗粮,保证膳食纤维、维生素 B、维生素 C 的摄入,以预防动脉粥样硬化。

（2）养成主动少量多次饮水的习惯。立夏后,天气闷热,出汗较多,人体容易出现脱水状态。因此,特别要注意不能等口渴了才想起来喝水。而且,一次性大量喝水,容易导致体内水和电解质平衡的紊乱,甚至引起水中毒。老年机体对脱水的敏感度提高,抵抗力下降,老年人尤其要养成主动少量多次喝水的习惯。一般来说,夏日每天需保证 2 000 毫升的饮水量,宜少量多次摄入。饮水品种以凉开水为宜,也可喝些淡茶水。

（3）谨防肠胃不适。夏季天气炎热,是容易发生胃肠道疾病的季节。高气温、高湿度使肠道传染病病原体生长繁殖活跃,若生、熟食品加工和储存不当或不注意饮食卫生,容易导致食物中毒。此外,天气炎热,人们常常使用冷饮作为降温的灵丹妙药,虽然能够短暂降温,但是对肠胃造成负担,极易导致消化不良,引起胃肠道疾病,出现腹泻等症状。

2. 小满 小满,是二十四节气中的第八个节气,一般在每年公历 5 月 20—22 日之间。小满时节气温明显增加,上海也在此时实现气象意义上的入夏。这个时节高温多雨,在这种高温高湿、湿热交加的环境中,人体感觉湿热难耐,却又无法通过水分蒸发来保持热量平衡,导致机体出现胸闷、心悸、精神不振、全身乏力等一系列不适症状。夏季如长时间涉水淋雨、久卧湿地或居室潮湿,易引发下肢溃疡、湿性脚气等病证。"湿邪"侵入关节,会导致风湿或类风湿关节炎、关节疼痛、伸屈不利、肌肤麻木。"湿邪"侵入脾胃,会引起腹泻、水肿、食欲不振、恶心等病证。因此,小满时节养生要注意防"湿",尤其是南方地区。

（1）改善居住环境,避免潮湿。一般来说,室温18℃左右时,相对湿度应控制在30%～40%为宜;室温25℃左右时,相对湿度应控制在40%～50%为宜。小满时节降雨多、雨量大,相对湿度也会较高。为了维持居室内适宜的小气候,在阴雨或雾天要少开窗户,尽量避免湿气入侵,天气放晴时开窗通风。也可充分利用空调的除湿功能,保证室内空气相对湿度适宜。

（2）适时换洗衣物,晾晒衣被。小满时节雨水多,应注意及时避雨。如不慎涉水淋雨,回家后应及时换上干衣,可适当喝点姜茶。如遇衣服汗湿,应及时洗澡更衣,平时也要注意保持衣服干燥。阴雨过后,要及时晾晒衣被,以驱潮防霉。

（3）饮食宜清淡。要多食用消热利湿的食物,多吃木瓜、绿豆、冬瓜和薏米仁等清利湿热的食物。

（4）注意皮肤护理。这个时节高温高湿,皮肤细胞加快更新,腺体分泌旺盛,汗液大量分泌,皮肤抗病能力下降,细菌容易侵入,汗液中所含的盐分和废物也容易对皮肤有一定的伤害。小满气节也是各类皮肤病的高发期。在这个时节,尤其要注意经常洗浴,保持皮肤清洁;及时补充水分,选用适宜的护肤用品;保证充足的睡眠;避免烈日下的户外活动,注意防晒。

3. **芒种**　芒种,是二十四节气中的第九个节气,也是夏季的第三个节气,一般于公历6月5—7日交节。芒种后,我国华南地区东南季风雨带稳定,是一年中降水量最多的时节;长江中下游地区先后进入梅雨季节,持续阴雨,雨量增多,气温升高,空气非常潮湿,天气十分闷热,各种物品容易发霉,蚊虫开始孳生,极易传染疾病。

(1) 宜夜卧早起,午睡补眠。芒种时节,应顺应昼长夜短的特点,晚睡早起,适当地接受阳光照射,但要避开太阳直射、注意防暑,以顺应旺盛的阳气,利于气血运行、振奋精神;中午最好能小睡一会,时间以 30 分钟至 1 个小时为宜,以解除疲劳,利于健康。

(2) 热茶降温,三餐宜加热。盛夏季节,每日宜饮 2～3 杯热茶,可刺激皮肤毛细血管扩张,促进散热,还可帮助消化吸收。饮食上宜适量用些大葱、生姜、花椒之类的性味辛温的调料,以助阳气、除湿邪。

(3) 勤洗热水澡,勤换衣物。天热易出汗,应勤洗澡、换洗衣物。最好洗热水澡,因为热水可使皮肤毛细血管扩张,有利于人体散热。可用柔软的毛巾轻擦胸背部,刺激、活化处于"休眠"状态的免疫细胞,提高人体的抗病能力。

(4) 适当运动,保持轻松愉快的心情。盛夏时节,老年人常常会有烦躁不安、倦怠嗜睡、口干舌燥、食欲不振、失眠多梦等症状,主要因汗液蒸发不畅,体内产热和散热功能紊乱所致。可适当进行一些轻松舒适的运动,比如散步、打太极拳、健身舞、游泳等,适当出汗。但此时锻炼须控制好强度,尤其是当气温高于 28℃、空气相对湿度大于 75% 时,应减少运动量,以防中暑。精神调养方面,应使自己保持轻松愉快的心情,切勿恼怒忧郁。

(5) 勿贪凉。进入芒种以后,尽管天气已炎热起来,但由于我国经常受来自北方的冷空气影响,有些地区的气温有时仍很不稳定。此时御寒的衣服不宜过早收藏起来,必要时还得及时添衣,以免受凉。即使天气炎热,也不可因贪图凉快而迎风或露天睡卧,也不要在大汗淋漓时光着膀子吹风或立即冲冷水澡。运动后,不可用冷饮降温,最好补充些温稀盐水,以补充运动出汗流失的水分及矿物质。

4. 夏至 夏至,是二十四节气中第十个节气,一般在公历6月21日或22日。夏至这天,太阳直射地面的位置到达一年的最北端,几乎直射北回归线。此时,北半球各地的白昼时间达到全年最长。

(1) 护阳气,防"上火"。中医学认为,夏至是阳气最旺的气节,养生一定要顺应夏季阳盛于外的特点,注意保护阳气。夏日人们常说的"上火",分虚、实两种。无论虚火还是实火,都有口干、心烦的症状。除此以外,虚火者还有低热、盗汗等的表现,宜食莲子大米粥或用生地、麦冬等泡茶。实火者则反复出现口腔溃疡、小便短赤,可适量服用牛黄清心丸以降火。

(2) 饮食宜清补。夏至后,天气炎热,人的脾胃功能较弱,很容易出现食欲不振和消化功能下降。因此,饮食要以清泄暑热、增进食欲为目的,宜清补,绿叶菜和瓜果类等水分丰富的蔬菜水果都是不错的选择。可吃些"酸"味食物,比如柠檬、草莓、葡萄、山楂、猕猴桃等,既有助于敛汗止泻祛湿,又能生津止渴、健胃消食;可吃些苦瓜、茶叶、巧克力等苦味食物,抗菌消炎、解热祛暑、提神醒脑;可吃些钾含量较高的食物,比如菠菜、马铃薯、大葱等,以补充大量出汗导致的钾元素流失;可吃些萝卜、莲藕、茴香等顺气食物,以缓解疲劳和烦闷。

(3) 夏日宜静心。中医学理论认为:夏属火,对应五脏之心。夏至后重在养心。烈日炎炎,容易让人心烦意乱,而烦则更热,可影响人体的功能活动,从而产生许多精神方面的不良影响。俗话说:"心静自然凉。"因此,须善于调节,多静坐,排除心中杂念。

5. 小暑 小暑,是二十四节气中第十一个节气,是夏天的第五个节气,一般在公历7月6—8日交节。暑,表示炎热的意思。小暑为小热,意思是天气已经很热,但还不是最热。此时,已是初伏前后,盛夏正式开始。小暑时,我国南方地区平均气温达到26℃左右,已是盛夏时节。各地也进入雷暴最多的季节,常伴随着大风、暴雨。

(1) 饮食多变换,少量多次主动饮水。夏季炎热,出汗多,消化液分泌减少,脾胃较弱,因此饮食的调理和水分的补充尤为重要。夏季老年人饮食要经常变换花样,注意荤素搭配,适当增加蔬菜和水果的摄入,多补充钾元素、锌元素。热天即使不渴,也要主动喝水。不宜一下子喝太多,以少量多次为宜。

（2）注意选用适宜床品。床品对睡眠质量的影响很大,盛夏时节,枕头、凉席显得尤为重要。枕头不宜太高。在空调房间,可选用由天然草本植物精细编织而成的草席或空调席。习惯于睡觉时不开空调的老年人,也可选用竹席或牛皮席。夏季出汗多,因此无论选用哪种凉席,都需经常清洗晾晒。

（3）静心养气防"情绪中暑"。中医学认为：自我养护和锻炼时,应按五脏主时。夏季为心所主,因此须特别注意顾护心阳,平心静气,确保心脏功能的旺盛。中医学养生学主张一个"平"字,即在任何情况下均不可有过激之处。夏日炎热,人容易感到心烦不安,疲倦乏力,更应注意情绪转移,尽量保持宁静淡泊的心境,通过调节舒缓紧张的情绪,使心情舒畅气血和缓,做到心静,就会自然凉。

6. **大暑** 大暑,是二十四节气中的第十二个节气,一般在公历7月23日或24日。这时正值"三伏天"里的"中伏"前后,是一年中最热的时期,应特别注意防暑降温。大暑时节也是一年中阳气最盛的时节,养生保健中素有"冬病夏治"之说。备受慢性支气管炎、肺气肿、支气管哮喘等慢性病之苦的老年人,尤应把握大暑时节这个调养、治病的好时机。

（1）饮食须注意调养。夏季饮食应以暑天的气候特点为基础,夏令气候炎热,易伤津耗气。因此,常可选用药粥滋补身体。这个时节,肠胃消化功能较弱,饮食应以清淡为主,少吃肥腻、辛辣、煎炸食物。除了多喝水、常食粥、多吃新鲜果蔬外,还可适当多吃些清热、健脾、利湿、益气的食物。

（2）酷热时节须防暑。中暑是高温酷暑时期最该防范的健康威胁。高温天气,尤其在午后2点左右温度最高时,尽量不要外出,不进行户外体育锻炼或从事体力劳动。高温酷热情况下,容易使人感到莫名的心烦意乱,食欲不振,也称"情绪中暑"。"情绪中暑"对夏日养生和身心健康危害很大,特别是老年体弱者、患有心脑血管疾病的人尤应避免生气、着急等极端情绪,尽量做到"心静自然凉"。

第二节 饮食起居

● **盛夏季节,饮食上应注意什么**

大约从二十四节气的"小暑"开始,全国大部分地区陆续进入盛夏。炎热天气下,很多人都会有消化功能变弱、食欲不振的情况。这个季节,在饮食上应注意调养,尤要注意以下两点。

1. **饮食宜清淡,但也得营养均衡** 盛夏时节,饮食应以清淡为宜。但清淡,并不等于绝对的清、素。最重要的是要注意营养均衡。可以多吃一些诸如绿豆、西瓜、大枣、鸡肉、牛肉、鲫鱼、豆浆、甘蔗、梨等清淡食物,也可以"刻意"吃一些苦味和酸味食物。中医学认为,凡有苦味的蔬菜,大多具有清热的作用,比如苦瓜、芹菜等,具有消暑清热、调和脾胃、促进血液循环、舒张血管等功效,对中暑、胃肠道疾病也有一定的预防作用。除了苦瓜、芹菜,蒲公英、苦菊、黄瓜、鸡毛菜、仙人掌、野蒜、枸杞苗等也都是公认的苦味食物,不妨尝试。

2. **饮食应有节制,切勿不节制或偏嗜** 当然,再好的食物,也不是多多益善的,饮食要有节制,应侧重于健脾、消暑、化湿为宜。夏季也是消化道疾病多发季节,因此应特别注意改变饮食不节制、饮食偏嗜的不良习惯。饮食不节制常常是引起多种胃肠道疾病的元凶。饮食偏嗜不仅容易造成营养不良,还易引起脾胃及其他脏腑损伤。盛夏季节,可多食炒绿豆芽、素炒豆皮、素烩面筋、冬瓜排骨汤、绿豆粥等。

- **夏季适宜的食物有哪些**

夏季的最佳调味品是醋。醋在烹调中必不可少，夏季菜中放醋更是有益。一是由于夏天细菌繁殖活跃、肠道传染病增加，放点醋能起到杀菌作用。二是因为醋味酸、微甜，带有香味，醋的香气和味道能促进消化液分泌，调节胃肠功能，改善食欲。

夏季的最佳蔬菜是苦味菜。俗话说："天热食'苦'，胜似进补。"苦味食物含有氨基酸、苦味素、生物碱等，具有抗菌消炎、解热祛暑、提神醒脑、消除疲劳等功效。常见的苦味食物有苦瓜、苦菜、芥蓝等。但苦味食品不能一次吃得太多，否则容易引起恶心、呕吐等不适。

夏季的最佳肉食是鸭肉。鸭肉味甘、咸、性凉，从中医学"热者寒之"的治病角度，特别适合体内有热的人食用。鸭肉可以与火腿、海参共炖，也可同糯米煮粥，或与海带炖食，有养胃、生津、软化血管、降低血压等功效，特别适合老人食用。

夏季的最佳饮料是热茶。夏日离不开饮料，但首选的不是各种冷饮制品，也不是啤酒或咖啡，而是极普通的热茶。茶叶中富含钾元素，既解渴又解乏。有研究发现，喝绿茶可以减少因日晒导致的皮肤晒伤、松弛和粗糙；热茶的降温能力远优于冷饮制品，是消暑饮品中的佼佼者。

夏季的最佳水果是西瓜。西瓜味甘甜、性寒，民间又叫"寒瓜"，是瓜类中清暑解渴的首选。西瓜营养十分丰富，含有人体所需的多种营养成分，能补充夏天人体散失的大量水分。对中暑、发热、心烦、口渴或其他急性热病证有很好的缓解作用，常被用来进行辅助治疗。西瓜皮也可用来凉拌、炒菜吃。但由于西瓜瓤的含糖量较高，糖尿病患者须严格控制食用量。

夏季的最佳粥品是绿豆粥。夏天多吃粥类食品，是我国传统的保健方法,对身体大有好处。其中以绿豆粥最优,绿豆性凉,有清热解暑的功效。其次,荷叶粥、鲜藕粥、生芦根粥等粥品也有防暑功效。

夏季的最佳抗疲劳食物是果蔬汁。夏天感觉倦怠乏力时,多喝些果蔬汁是不错的选择。新鲜果蔬汁能有效为人体补充维生素及钙、磷、钾、镁等矿物质,可增强细胞活力及肠胃功能,促进消化液分泌,消除疲劳。制作果蔬汁时最好选用2～3种不同的水果、蔬菜,每天变化搭配,以使不同营养物质均衡吸收。

夏季的最佳防晒食物是西红柿。西红柿中富含番茄红素,有防晒功效。

- 要怎么吃才能养生又长寿

健康长寿是每一个老人的心愿和梦想。要实现这一愿望,日常的养生保健十分重要,饮食调摄更是其中的重中之重,每一天吃什么、怎么吃看似平凡而琐碎,却在"润物细无声"中影响着老年人的健康与长寿。坊间的长寿秘诀很多,这里介绍几则简单易行的,不妨一试。

1. **两粥一饭** 两粥一饭是指"早晚喝粥,中午吃饭"的饮食模式,其中最重要的部分是早晚喝粥。早晨是脾胃值班的时间,胃经过一夜蠕动,急需水分和营养补充,此时喝粥不仅不会对肠胃造成伤害,而且粥品柔腻细致,能补充肠胃所需的水分和营养,益于强健脾胃。傍晚时分"肾经当令",老年人通常存在不同程度的肾精不足的问题,此时喝粥能起到补肾益精的作用。专家建议,中老年人早上可以喝点杂粮粥,能提神养气;吃点山药粥,可强健脾胃。傍晚建议喝点百合粥,能镇静安神;喝点黑豆粥,可补肾益精。与其他健胃食品相比,小米具有营养价值高、绿色且最没有不良反应的特点,是老弱患者最理想的滋补品。小米粥的养胃功效非常突出,尤其适合脾胃虚脱或夏季容易腹泻的老人食用,可单独熬煮,也可与大枣、红豆、红薯、莲子、百合等相配熬成各种营养粥。

2. 三多三少 三多是指多吃蘑菇、黑木耳和黑米。蘑菇营养丰富,富含人体必需氨基酸、矿物质、维生素等营养成分。另外,蘑菇中还含有某些抗癌活性物质,可调节机体免疫功能,促进抗体形成,增强机体抑制肿瘤的能力,降低诱发肿瘤的可能性,起到防癌抗衰老的功效。黑木耳被誉为"中餐中的黑色瑰宝",能激发骨髓造血功能,有益气、止血止痛、补血活血的功效。而且它富含多糖胶体,可降血压、降低胆固醇,防止血管粥样硬化,有一定的抗癌和预防心血管疾病的作用。黑米有"黑珍珠"的美誉,营养丰富,熬粥食用易消化吸收,具有很好的滋补作用,尤其适合老人食用。三少是指少盐、少糖、少脂肪。盐摄入过多与高血压、胃癌和脑卒中的发生有关。《中国居民膳食指南》建议每天食盐摄入量应低于 6 克。添加糖是纯能量食物,过多摄入可增加龋齿,引发超重肥胖的发生风险。建议每天摄入添加糖提供的能量不超过总能量的 10%,最好不超过总能量的 5%,不喝或少喝含糖饮料和食用高糖食品,患有糖尿病的老人更应严格控制。脂肪和动物脂肪摄入过多会引起肥胖。过多反式脂肪酸摄入也会增加心血管疾病发生风险,因此应同时要减少烹调油和动物脂肪用量,每天烹调油摄入量为 25～30 克,摄入脂肪提供的能量应控制在总能量的 30%以下。

3. 5 种难吃食物助延年 5 种难吃的食物有的口感不佳,有的味冲难闻,常常被人们避而远之,但它们对促进健康有特殊功效,尤其适合老年人食用,日常饮食中可不能忽略。①粗糙的食物,通常指全谷物稻米(糙米)、薯类、杂粮(燕麦、小米、荞麦、玉米等)以及杂豆(红小豆、绿豆等),这类食物中富含膳食纤维,能刺激肠道蠕动,帮助排便,促进肠道菌群的调节,有效预防肠癌的发生。因此,建议多吃粗粮,保证充足的膳食纤维摄入量;同时也要注意品种的多样性,建议平均每天 3 种以上,每周 5 种以上。②发涩的食物,如橄榄、紫葡萄皮、苹果皮等。这类食物中因富含单宁、植酸和草酸而发涩,但它们有很强的抗氧化作用,能预防高血脂、糖尿病等疾病。③酸味食物,如沙果、山楂等,富含柠檬酸、苹果酸等有机酸,能促进铁的吸收。④苦味食物,如苦瓜、柚子、巧克力等,其中所含有的多酚等物质能提高机体免疫力,有助于控制血糖,预防癌症和心血管疾病的发生。⑤味冲的食物,如洋葱、大蒜、萝卜等,其富含的硫甙类物质和烯丙基二硫化物等活性物质,对病菌有较强的抑制作用,还能降血压、预防癌症。

4. 夏季多吃"抗菌菜" 夏季是消化道疾病的高发季节,老年人脾胃虚弱,更容易出现胃肠不适,因此建议在这个季节多吃些具有抗菌作用的食物。比如,洋葱、韭菜、茴香、马齿苋、鱼腥草、紫苏叶等。这些食物中都含有某些活性物质,能较好地抑制金黄色葡萄球菌、大肠埃希菌、痢疾志贺菌等致病菌的生长,发挥抗菌消炎的作用,预防多种感染性腹泻的发生。比如,洋葱中所含的有机硫化物对金黄色葡萄球菌、白喉杆菌等具有较强的抑制作用,生吃或短时间清炒食用效果更佳。韭菜中的蒜素能抑制痢疾志贺菌、金黄色葡萄球菌等致病菌的生长,还含有丰富的膳食纤维,能促进肠道蠕动。茴香中含有的茴香醚有抗菌功效,能很好地抑制大肠埃希菌、痢疾志贺菌等致病菌,预防多种感染性腹泻。茴香的嫩茎、叶可作为蔬菜食用。马齿苋对大肠埃希菌、痢疾志贺菌、伤寒沙门菌和金黄色葡萄球菌等均有很强的抑制作用,可去根后做汤或凉拌食用。鱼腥草中所含的鱼腥草素具有抗菌消炎作用,可有效抑制金黄色葡萄球菌、大肠埃希菌、肺炎链球菌等病菌生长。新鲜的鱼腥草根和叶均可食用,炒食、凉拌或做汤皆可。紫苏中含有紫苏醛等活性成分,能抑制金黄色葡萄球菌、大肠埃希菌等致病菌的生长,可生吃,也可煮粥食用。

5. 吃对蔬菜养生又防癌 市场上蔬菜品种繁多,建议老年人在选购时有意识地挑选如下蔬菜,坚持食用,养生又长寿。首推十字花科蔬菜,第一类是以西兰花为代表的芸薹属类蔬菜,包括卷心菜、花菜、大白菜、小白菜、油菜、甘蓝、芥菜、大头菜等,这些蔬菜含有硫代葡萄糖苷,长期食用可减少乳腺癌、直肠癌、胃癌等癌症的发病概率。第二类是以白萝卜为代表的萝卜属类蔬菜,白萝卜中含有芥子油等成分,能与多种酶作用,发挥防癌、抗癌功效。除此以外,白萝卜中还含有丰富的膳食纤维,能刺激胃肠蠕动,促进排便,预防肠道肿瘤的发生。萝卜属类蔬菜还包括大青萝卜、红萝卜、水萝卜等。其次推荐的是以香菇为代表的菌类蔬菜。菌类蔬菜营养丰富,含有多糖体等抗癌活性物质,能促进抗体形成,抑制肿瘤细胞生长。另外,建议适当食用以芥末为代表的调料。芥末,又称芥子末,由芥菜的种子研磨而成,其所含的硫氰酸盐成分可预防蛀牙,对预防癌症、防止血管凝块、治疗气喘等也有一定效果。芥末辣味强烈,可刺激唾液和胃液分泌,能增强食欲,还能预防高脂血、高血压、心脏病,降低血液黏稠度。因此,患有高血脂、高血压、心脏病、食欲不振的老年人也适合食用。

- **"夏吃姜"有何道理**

俗话说:冬吃萝卜夏吃姜。生姜不仅是调味品,也是一种养生保健的食材。传统医学认为,生姜性味辛辣,入肺、脾、胃经,有解表散寒、温中止呕、化痰止咳、祛寒、补气、平喘等药用价值,尤其是在夏天吃更能发挥其效果。

1. **开胃健脾** 天气炎热,人体受暑热侵袭或因为出汗过多,消化液分泌减少,容易出现食欲不佳的状况。而生姜中所含的姜辣素,能刺激舌头上的味觉神经与胃黏膜的感受器,促进胃肠道充血和消化液分泌,加快肠胃蠕动,发挥开胃健脾、促进消化、增进食欲的功效。

2. **排汗降温** 生姜中的姜辣素对人体心脏和血管有一定的刺激作用,能促进血液循环,扩张毛孔,帮助排汗并带走体内余热,有一定的防暑作用。

3. 杀菌解毒 盛夏炎热，凉菜、冷饮等食物尤其受到人们青睐，但由于夏季细菌生长活跃，这类食物容易受到细菌污染，不慎食入，便可能引起恶心、呕吐、腹痛、腹泻等不适症状。生姜所含的挥发油有一定的杀菌解毒作用。此时适量食用生姜，有助于抵御细菌，防治肠胃炎。

4. 祛风散寒 夏天人们往往偏爱冷冻的或过凉的食物，久而久之，容易导致脾胃虚寒，出现腹痛、腹泻等症状，而生姜有温中、散寒、止痛的功效，可避免上述症状的发生。在饮食中加些姜，可提神醒脑、疏风散寒，防止肠胃感染及风寒感冒。

5. 镇痛抗炎 生姜中存在类似水杨酸的物质，能达到镇痛抗炎的目的，可减轻风湿痛、腰腿疼的症状，在降血压、降血脂、防止血栓形成方面也有一定效果。

6. 延缓衰老 生姜中富含姜辣素和二苯基庚烷类化合物，有很强的抗氧化作用，能有效控制人体自由基，抑制过氧化脂质的形成，有利于延缓衰老。

不过，吃生姜虽好，也是有禁忌的，并非人人都适合食用。

（1）不要吃腐烂的生姜。腐烂的蔬菜、水果会产生有毒、有害物质，不仅无法提供人体所需的营养物质，反而会损害人体健康，腐烂的生姜也不例外。

（2）不要去皮。通常情况下，生姜皮最好不要去掉，一起食用可保持生姜药性平衡，充分发挥生姜的整体功效。新鲜生姜洗干净后即可切丝分片。但是有些情况则应去皮食用。比如，在食用苦瓜、芹菜、螃蟹等寒凉食物时，喝生姜红糖水治疗风寒感冒时，用生姜治疗脾胃虚寒引起的消化道不适时等。本身脾胃虚寒的人也最好不要吃生姜皮。

（3）不宜过量。夏季炎热，人们本身就容易口干、咽痛、多汗。

而生姜性辛温,属热性食物,不宜多吃。在做菜或做汤时放几片即可。

- **几则盛夏食疗佳肴推荐**

夏季在食性方面宜选择凉性、平性的食物,以甘味、酸味、苦味和淡味食物为佳,通过合理的搭配,可以通过食疗补充人体的必需营养物质,达到防暑降温的作用。下面推荐几种适合夏天食用的食疗佳肴。

1. **山药粟米粥** 山药25克,粟米50克,大枣10枚,煮粥食。每日2次,可治脾虚泄泻,烦热,小便不利等症。

2. **绿豆粥** 绿豆50克,粳米100克,同煮粥。分次食用,可以祛暑益气、生津止渴,并可防治高脂血症。

3. **清补凉汤** 排骨(或鸡肉)500克,玉竹25克,党参4根,枸杞子40粒,芡实30粒,怀山药30克,蜜枣2个,姜1块,盐1茶匙(5克)、清水3升。排骨切成小块,用清水冲净沥干,将排骨放入锅中加入清水煮沸后,放入姜、玉竹、党参、枸杞子、芡实、怀山药和蜜枣,用文火煲制2小时,喝前调入盐即可。

4. **荷叶冰粥** 鲜荷叶1张,香米150克,莲子20颗,枸杞子20粒。将荷叶洗净后剪成小块,锅中放入清水煮沸后,放入所有荷叶焯烫2分钟,然后焯烫荷叶的水倒掉不用,将荷叶碎块重新放入锅中,加入清水煮至水变成橙色,放入香米,放入莲子和枸杞子,改成中文火煮约30分钟即可,可放入少许冰糖,自然冷却后放入冰箱冷藏。

- **盛夏季节,哪些食物宜少吃**

少吃温热性水果。盛夏季节,宜多吃水果、蔬菜,但在选择水果时最好规避一些温热性水果。比如,荔枝、桂圆、樱桃、番石榴等。这些水果都属于温热性水果,食用过量容易上火。

少吃坚果。腰果、松子、瓜子、杏仁、开心果等坚果中含有较高的热量,过量食用后容易导致上火。因此,夏天吃坚果时一定要保持适当的量。

少喝鸡汤。夏季应以清补为主,因此建议选择鸭汤或鸽子汤,少喝鸡汤。

少吃冰冷食物。夏季天气炎热,冰冷食物虽可暂时缓解燥热,但食用冰冷食物会使口腔受冰冷刺激,容易造成唾液腺及舌部味觉神经、牙周神经迅速降温,有时甚至出现麻痹状态。冰冷食物还会刺激咽喉,引起咽炎或牙痛等不良反应,还可能刺激脾胃,影响胃液分泌,导致食欲减退,引发消化不良、厌食、腹部胀痛、腹泻等胃肠道疾病。因此,冰冷食物并非解暑佳品,反而应少吃。

- **如何确保食品安全**

天热了,各种肠道传染病病原体生长繁殖活跃,如不注意食品安全,胃肠道传染病就可能乘虚而入。因此,在这个季节,人们尤须做到以下几点。

(1) 认真洗手。洗手应该先用流水把手弄湿,用肥皂搓双手至少 20 秒,用流水冲洗双手,用干净的干毛巾或干净的纸巾彻底擦干手。一项英国的研究表明,干净的纸巾可以更轻易地将手上的细菌去掉。如果没有干净的纸巾,干手器也是不错的选择。

(2) 定期用 5 毫升家用含氯消毒液加 750 毫升水混合对厨房内操作台、餐具和用品进行消毒。

(3) 彻底煮熟食物,尤其是肉类、蛋和海鲜一定要煮到沸腾,或者加热至 70 ℃以上至少保持 1 分钟。对于未使用完的食物,二次加热时,一定要彻底热透,应保持在 60 ℃以上至少 1 分钟。

(4) 使用微波炉加热食物可能不够均匀,给微生物留下繁殖的冷点,所以要确保加热的温度和足够的时间。

(5) 所有熟食和易腐食物应及时冷藏(最好在 5 ℃以下),5～

60℃是一个微生物繁殖的危险范围,所以确保食物在5℃以下或60℃以上存放。确保冰箱冷冻层在0℃以下,冷藏层在1~4℃。

(6) 保护水源,特别是生活饮用水要免受污染,水应在煮沸后饮用,不能喝生水。

- **如何健康饮水,科学消暑**

多饮水是众所周知的夏季消暑良方,但是关于喝水也有很多学问。

(1) 一个健康的成年人一天需要饮用8~12杯水,每个人的确切需水量会根据年龄、性别、体重、健康状况、体力活动水平、饮食、天气等而有所不同,但大致上,50千克重的成年人一天大约需要2.5升水。

(2) 冰冷的饮品虽然可以暂时缓解燥热,但是会对口腔和胃肠道产生刺激,引起腹泻、咽炎或牙疼等不良反应。此外,含有咖啡因、酒精和过多糖分的饮品也应当少喝,由于高热天气出汗导致体液和电解质的损失,在夏季可以适当补充富含有矿物质和维生素的饮品。

(3) 请不要等到口渴了再饮水。口渴是应当饮水的一个标志,但是即使不口渴,当发现尿液的颜色变深的时候也应当饮水。此外,每天早晨起床后饮水有利于稀释血液浓度,预防心脑血管疾病。运动的过程中应当每隔15~20分钟适当补充水分。

(4) 不少人对于一天8杯水颇感压力,但其实:①在用餐的过程中,多喝汤也可以帮助一天饮水量的摄入;②在工作、外出或旅行的过程中随身携带饮水杯,有助于饮用更多的水。

(5) 在水中加入柠檬等酸味的水果或饮用解暑茶,有助于调节口味,帮助喝进更多的水。闲暇时候,不妨试试以下几款适合夏日解暑的茶饮。

1）鲜荷蜜汁茶：取蜂蜜、鲜荷叶各100克，用水煎服，每日1剂，连饮数天。

2）银菊楂蜜茶：蜂蜜150克，金银花、菊花、山楂各15克。后3味煎汁，过滤去渣，调入蜂蜜拌匀，烧至微沸。

3）花蜜茶：蜂蜜30克，金银花15～30克，金银花水煎去渣，凉后分次与蜂蜜冲调。

4）金菊竹蜜饮：蜂蜜适量，金银花、菊花、淡竹叶各20克，后3味加水2 000毫升，煎煮15分钟，过滤去渣，待自然凉后调入蜂蜜。

5）山楂决明子茶：山楂干15克，决明子10克，绿茶2克，冰糖随意。将山楂干放入清水中浸泡2分钟，洗净后与决明子一起放入700毫升清水中武火煮沸后，改为文火煮10分钟，然后放入绿茶，加入冰糖搅拌后去渣饮用。

- **烈日当头，学会防晒**

夏季紫外线强烈，短期地暴露于强烈的紫外线下会引起皮肤晒红、晒伤等，暴露于强烈阳光中仅15分钟就可以对人们的皮肤产生伤害，这些伤害在人们还没有感到不适时却已经对皮肤造成了伤害。长期暴露于紫外线下则可能导致皮肤加速老化，甚至引起皮肤癌、日光性皮炎、眼部疾病等。因此，防晒在夏季尤为重要。

（1）不仅女性应该防晒，男性也应该防晒。

（2）不仅在阳光明媚的夏季应该防晒，在全年的任何天气也都应该防晒。在夏季，尤其从上午10点至下午2点是需要重点防晒的时段。

（3）除了涂抹防晒霜，打伞、躲在树荫和屋檐下、穿着长袖衣长裤、佩戴帽子和太阳眼镜（有防晒功能）等都是防晒的好方法。

（4）防晒霜应该在外出前提前15～30分钟进行涂抹，并且所有皮肤裸露的部位都应该进行涂抹（人们常常忘记后颈和背部）。

（5）我们经常可以看到防晒霜上印着 SPF（sun protection factor，防晒指数）的字样，它代表了防晒霜对中波紫外线（UVB）光线的抵抗效果，应使用 SPF15 及以上并且对长波紫外线（UVA）和 UVB 均防护的防晒霜。不是所有防晒成分都可以同时阻挡 UVA 和 UVB，含有二氧化钛、氧化锌、阿伏苯宗等这些成分的防晒霜才能同时对抗 UVA 和 UVB。SPF 越高，防晒效果越好。一次性涂抹 SPF15 和 SPF30 两种防晒霜并不意味着获得了 SPF45 的防晒效果。

（6）正确的涂抹防晒霜非常重要！一般推荐 $2\,mg/cm^2$ 皮肤，即面部和颈部一次使用 1/2 茶勺的防晒霜（各 1/4 茶勺），只有达到这个涂抹标准，防晒霜才能起到应有的作用。

（7）在涂抹后每 2 小时，还应该按照推荐的量再涂抹一次，如果此间游泳、出汗、淋浴都应该再次涂抹标有"抗水"（water-resistant）的防晒霜效果可在接触水后持续 40 分钟，标有"防水（waterproof）"可以持续 80 分钟。

- **昼长夜短季节，如何促进睡眠健康**

夏季昼长夜短，人晚睡早起，睡眠时间相对缩短，是符合自然的养生原则的，但是熬夜却容易伤神，夏季晚上睡眠时间不应该超过 12 点，晚睡晚起将降低身体的抗暑能力。

夏季天气炎热，人们往往睡不着觉，在床上辗转反侧，许多人"贪凉"，采用裸腹、睡地板等方式来降暑，或者整夜开着空调，殊不知人体入睡后血液循环减弱，这样的方式往往容易引起感冒，长期睡地板还容易患关节风湿或腰腿痛。

夏季养生还应该注意午睡。夏日中午，艳阳高照，容易使人伤暑，加上夏日夜短，可以通过睡午觉来消除疲劳，补充体力，午睡以半小时以内为宜。

- **如何抵御蚊虫侵扰**

众所周知,蚊子可以传播流行性乙型脑炎、登革热、疟疾等传染病,炎炎夏日是蚊虫多发季节,室内蚊子无孔不入,影响人们休息与睡眠。做好防蚊措施不仅可以降低患传染病的概率,还可以远离蚊虫叮咬后带来的皮肤瘙痒。

科学的灭蚊方法应该以清除滋生环境为主,辅以杀灭蚊虫的药物,以下的方法提供参考。

(1) 夏季注意管好纱窗和纱门,对于屋外多草丛、池塘的环境,更要做好纱门、纱窗的防护工作。

(2) 检查家中是否存在盆盆罐罐、下水道、花盆等易积水的地方,积水处给蚊子滋生提供了温床,应当尽量减少这些积水处,或者往积水中加些食盐或喷点杀虫剂。

(3) 室内应该清除卫生死角,不要把易拉罐、矿泉水瓶、鸡蛋壳等容易积水的垃圾乱扔。

(4) 蚊帐是古老防蚊方法,为了防止疟疾发生,近两年世界卫生组织推荐药物浸泡蚊帐,具体方法是用万分之五溴氯菊酯水溶液浸泡30分钟,取出晾干,即可使用,持效达2~3个月,但对于孕妇则不推荐。

(5) 正确使用蚊香和气雾也可以有效防蚊,各种蚊香片、液体蚊香等在使用时应放在上风向,使用时应该注意房间大小和放置位置。

此外,在夏季多吃蔬菜、穿浅色衣服、尽量穿袜子、使用风油精、清凉油和芳香木屑等方法也可以达到一定的驱蚊效果。

在被蚊子叮咬后,可用碱面水少许涂搽,可以很快止痒;取新鲜马齿苋茎叶少许,在手里揉搓出汁后,涂抹患处,或用大蒜捣泥,调入适量食醋,涂蚊虫叮咬处均可以达到止痒消肿的效果。

- **如何游得更惬意**

游泳不仅能够强身健体、防治疾病,在夏日还有消暑降温的作用。但是游泳并不适合于所有人。

（1）有可能发生意外危险的人不能游泳。冠心病、心绞痛、各种心脏病等心血管疾病患者,高血压患者在用药后血压仍在160/100 mmHg以上者不适宜游泳。癫痫和精神病患者也属于绝对禁止游泳的人群。

（2）某些传染病患者不能下水游泳,如甲型肝炎、戊型肝炎、感染性腹泻、传染性皮肤病、性病、"红眼病"、严重沙眼、阴道滴虫病患者。这些患者要在治愈后方可以下水游泳,否则病原体会通过池水传播。

（3）下水可使病情加重者不宜游泳,如患有支气管哮喘、慢性肾炎等疾病的人群。

另外,游泳者还须注意:①在下水前,用冷水淋浴或用冷水拍打身体及四肢,有助于预防抽筋的发生;②游泳时间应该控制在1.5～2小时为佳。人体在水中容易散热,若在水中时间过长,体温调节功能遭到破坏,容易发生皮肤青紫、嘴唇发黑,身上起"鸡皮疙瘩",甚至发生痉挛的现象。一旦出现以上情况,游泳者必须立即上岸,擦干身上水分,晒晒太阳,待暖和后尽快穿好衣服,以防止感冒、肌肉劳损等病证发生。

- **夏季保健,不妨试试呵气功**

夏季阳气盛极,是万物生长最旺盛的季节,夏季为心所主,因而以养心为主,平心静气,确保五脏功能的旺盛。所以夏季"养心"是保健的第一关键。呵气功可以补心气,适于夏季练习。

具体的练功方法如下。

（1）呵。口形为半张,舌顶上齿,舌面下压。

（2）预备式。两脚开立,与肩同宽,头正颈直,含胸拔背,放松腰胯,双膝微屈,全身放松,自然呼吸。

(3) 呼吸法。顺腹式呼吸,先呼后吸,呼气时读呵字,同时提肛缩阴,重心移至足跟。

(4) 调息。呵字读6遍后,排除杂念,稍事休息,恢复自然状态。

呵字功可治疗心悸、失眠、健忘、盗汗、口舌糜烂和舌体强直等心经疾患。

- **夏季怎样安排运动时间才适宜**

盛夏炎热,爱好运动的人该如何在这酷暑的季节里安排运动时间呢?

(1) 中午前后,烈日炎炎,气温最高,在这个时间段不宜进行户外锻炼,可选择游泳或者进行室内的运动,但游泳时需要做好防晒。

(2) 夏季运动时间不宜过长,以20~30分钟为宜,并且需及时补充含有电解质的饮品,以防中暑。

(3) 如果一次锻炼时间较长,可以安排1~2次休息,在阴凉通风处休息5~10分钟。

(4) 耐力运动适合安排在清晨或者傍晚时进行,这是夏季一天中较凉快的时候。地点可以选择在公园、河湖水边等凉爽的地方。

- **夏季消暑应注意哪些事项**

盛夏时节,暑气逼人,但夏季消暑尤要注意以下事宜。

1. **喝啤酒需适量** 夏天气温高,人出汗较多,消耗也大,易疲乏。人们常会误认为:喝啤酒能解暑。但是,不断喝啤酒,由酒精造成的"热乎乎"的感觉也会不断持续,口渴出汗现象也会加剧。这样不仅达不到解暑的目的,反而会降低人的思维能力。因此,喝啤酒应适量,尤其不能把啤酒当饮料喝。

2. **冷饮应少吃** 炎热夏季,冷冻饮品特别受人们的喜爱,也会有人为了消暑降温食用冷饮过急过量。其实过量食用冷饮,不仅不能起到消暑降温的作用,还会引起咽喉部抵抗力降低,引起急性咽喉炎、扁桃体炎、支气管炎等呼吸道疾病，还可能因为损伤脾胃功能引起腹痛、腹泻等胃肠道不适。老年人在吃冷饮时更要有所选择，从冰箱里拿出来的饮料最好在室温下放置片刻后再喝。患有冠心病、哮喘、慢性气管炎等疾病的老人不宜吃冰冻食品。患有胃溃疡、胃酸过多的老人则不宜多吃含酸味的冷饮。

3. 戴太阳镜并不是颜色越深越保护眼睛 夏季烈日炎炎，不少人都会戴上太阳镜。许多人认为太阳镜颜色越深越能保护眼睛，其实不然。镜片颜色过深会严重影响能见度，眼睛因看东西吃力容易受到损伤。

4. 打赤膊并不凉快 暴晒之下，总能看见一些人打赤膊，有些老人在家里也喜欢打赤膊。其实，打赤膊并不凉快。因为，赤膊只能在皮肤温度高于环境温度时，才能通过增加皮肤的辐射、传导散热起到降温的作用。盛夏酷暑之日，最高气温一般都接近或超过37℃，皮肤不但不能散热，反而会从外界环境中吸收热量，所以夏季赤膊会感觉更热。因此越是暑热难熬之时，越不应赤膊。

5. 适时开启空调降低室温 盛夏时节，尤其在城市里，气温往往一路走高，酷暑难当。不少老年人因为心疼电费不肯开空调，甚至不舍得开电扇，常常出现中暑不适。这样做对老人健康非常不利，对于患有高血压、糖尿病、心脑血管疾病的老人则更加危险。尤其在高温预警的天气，或者盛夏的中午及午后，气温较高，应及时开启空调。

6. 居室温度应不断变化 许多人在夏季使用空调时，都尽可能地使居室保持恒温或准恒温状态。但其实，通过不断调节居室温度（幅度一般控制在3～5℃之间为宜），可以使人的生理体温调节机制处于"紧张状态"，从而逐渐适应温度的较大变化，提高人的自我保护能力。

第三节 疾病防护

• **如何避免中暑**

中暑是指因高温引起的人体体温调节功能失调,体内热量过度蓄积,从而引发神经器官受损。如果处理不及时,中暑可能导致永久性的损伤,甚至死亡。夏季天气炎热,容易导致体温调节功能异常,是中暑的高发季节。

1. 哪些人群容易发生中暑 婴儿、孩子、65 岁以上的老人、肥胖者、重体力劳动者、患有疾病(尤其是患有心脏病、高血压等心血管疾病)或者是正在服用某些药物(如抗抑郁、失眠的药物)的人群都是易中暑的人群。

2. 哪些症状提示可能中暑 出现下列症状时应该考虑可能中暑,但有些中暑症状可能不很典型。①出现 39℃以上的体温并排除患有其他疾病;②皮肤发热、干燥无汗;③脉搏快速,出现搏动性头痛、头晕、呕吐、意识模糊甚至昏迷。

3. 如何开展中暑急救

(1)迅速离开炎热的环境,到通风的阴凉环境中。

(2)使用冷水或者可以使患者体温快速下降的方法给患者降温。

(3)迅速联系医生或急救中心开展救治。

4. 如何预防中暑

(1)对于易患中暑的人群,事先须做好各项防暑降温工作,家中要备足清凉饮料。

(2)避免烈日外出。

(3)注意膳食调理,饮食尽量清淡一些,多吃番茄、青菜、莴苣等富含纤维素的蔬菜,以及富含优质蛋白质的瘦肉、鱼类和豆制品等。

(4) 出汗较多时,可适当补充一些淡盐水,弥补人体因出汗而失去的盐分。

(5) 保证充足的休息和睡眠,有条件者可午休一会。

- **如何预防空调病**

天气炎热,空调的使用让大家又爱又恨。酷暑之下,在享受空调凉风的同时,也需谨防空调病。

1. 进出空调房间注意适当缓冲　户外活动后突然进入空调房间,一身热气遭遇习习凉意,会使脑血管快速收缩,容易引起头痛。因此,建议在进入空调房间前,可先在房间外阴凉处待几分钟,等身体热感消退些再进房间;在空调房间待3~5分钟后,再到房间外阴凉处待几分钟,再返回室内。如此反复几次,让身体逐渐适应室内阴凉环境后方可留在空调房间内正常活动。反之,在外出活动时,也应尽量避免直接从空调房间转移到户外高温环境中,应适当缓冲。

2. 控制温差和湿度　老年人身体代谢减缓,血液循环较差,关节对温度、湿度变化非常敏感。环境温度较低时,很多人会有关节不适感。因此,保持空调房间适宜的温度和相对湿度非常重要。空调的温度设置应适宜,一般建议空调房间内外温差最好不要超过7℃,室内温度不要低于26℃,相对湿度控制在60%左右为宜。

3. 注意补水保湿　长期在空调房间活动,容易造成水分流失。于外表,会出现皮肤干燥,而影响其光泽和弹性,还会引发皮炎;于内,会导致鼻腔、黏膜干燥,造成咽喉及呼吸道不适,甚至引发支气管炎。因此,需要多补充水分,建议喝与室温相当的温水。对身体皮肤需注意呵护,热天容易出油、出汗,建议使用清爽型的乳液。另外,还可以在房间里放置加湿器,或者放一杯水,或者放一些适宜的植物,以增加室内相对湿度。

• 盛夏季节，难道还得防寒

夏日炎炎，也是人体阳气最鼎盛的时候，血管处于扩张状态，全身毛孔也处于舒张状态。所以此时也是寒气最容易入侵的时候。而且，寒气还可能在体内蓄积，由表及里，慢慢地侵犯到经络、关节，导致风湿、关节炎等疾病的发作，也可能让老慢支、肺气肿、哮喘等慢性呼吸道症状加剧。因此，对于老年人而言，盛夏时节，防寒甚至比防暑更为重要。

寒气入侵可能的途径有：①受凉，比如由于一味贪凉，洗了冷水澡或者空调温度调得太低等；②饮食不当，贪吃了冰凉的食物，比如冷饮、冰镇水果等。因此，可由此采取一些防寒措施。

（1）避免受凉。不要对着空调、电扇长时间直吹。空调房内的温度不宜过低，最好不要低于26℃。晚上睡觉时可将空调设置为睡眠模式。

（2）重点部位重点保护。咽喉和后心是人体最薄弱的部位，很容易受凉，尤其是老年人更需重点保护这些部位。外出时，可随身带上长袖上衣或丝巾，在地铁、公交车、商场等空调温度较低的场所活动时可立即穿上。

（3）少吃寒凉食物。冷饮、冰镇水果，可短时间让人觉得凉爽，但其实并不利于解暑，且容易引起肠胃不适及受寒。建议少吃。

另外，寒气入侵往往会出现少汗、怕冷、头痛等症状，如感觉到这些不适，可马上喝点姜枣汤，有助于缓解症状，驱除寒气。

• 如何进行夏季腹泻家庭护理

夏季天气炎热，雨水较多，为肠道致病菌的生长繁殖提供了适宜条件，容易引起肠道传染病的流行，加之，夏季人们多喜好吃生冷食物，导致肠胃负担大，易引起胃肠道紊乱，导致腹泻。对于较严重的腹泻需要及时就医，此外，腹泻的家庭护理也很重要，有助于缩短病程,帮助患者尽早恢复。

(1)腹泻的主要危害之一是导致身体脱水,因此预防身体脱水至关重要,早期的脱水可能没有任何症状,此时可以通过饮用淡盐水、果汁、米汤等预防脱水加重,应该尽量避免饮用咖啡和浓茶等含有咖啡因的饮料。如果腹泻伴有呕吐的症状,可以少量多次的饮水。中度和重度脱水可能有如下症状。

1)中度脱水症状:不安和烦躁;眼窝深陷;无法饮水或喝得很少;按压皮肤下陷后恢复较慢。

2)重度脱水症状:昏睡甚至昏迷;眼窝凹陷;感觉口很渴,需要喝水;按压皮肤下陷后恢复缓慢(>2 秒)。

一旦出现以上脱水症状,尤其是孩子,应当立即开始补液治疗。如果严重脱水或者腹泻3天没有好转,或伴有血便、黑便、脓便、高热等都应当及时就医。

(2)口服补盐液不仅可以治疗脱水,还可以预防脱水,一般药店都可以买到。如果家中没有口服补盐液,可以服用流质食物,比如粥、汤、米汤等,也可以用4杯水(1杯水=250 ml),2大汤匙的糖,1/2茶匙的盐混合,不需要加热来调配家用口服补盐液。

(3)对于不严重的腹泻,可以服用含有益生菌的酸奶,这种方法可以减轻腹泻的症状,缩短病程。

(4)一旦腹泻减轻,症状好转,在恢复正常饮食前,可以食用一些较软的淀粉类食物(如烂面、粥等),饮食应当尽量清淡。

- **应对腹泻,是否犯过这些错**

错误一:腹泻时多喝水有利于补充失去的水分。腹泻时补水是必要的,但是不能只喝白开水,由于腹泻机体丢失了大量的电解质,因此,必须补充口服补盐液,如果只是大量的喝白开水会引起水中毒,甚至导致肾功能衰竭。

错误二：抗生素可以治疗腹泻。导致腹泻的原因很多，可以是细菌、病毒、寄生虫，也可以是药物、胃肠功能紊乱，甚至食物过敏。使用抗生素并非腹泻的常规治疗，通常只用于痢疾、伴有脱水的疑似霍乱和严重的胃肠道感染。病毒性腹泻（常表现为呕吐和水样稀便）、功能性腹泻不需要用抗生素治疗。

错误三：腹泻就要服用止泻药。在发病初期，腹泻能将体内的致病菌与它们所产生的毒素和进入胃肠道的有害物质排出体外，减少对人体的毒害作用。如果使用止泻剂，反而会阻滞有害物质排出体外。但是如果腹泻频繁，持续时间长且有脱水症状，在全身应用抗生素和纠正水电解质紊乱的前提下，可酌情使用止泻剂。

错误四：用药1～2天不见好转就急着更换其他药物。一些腹泻患者治病心切，用药1～2天不好就急着换药，殊不知任何药物发挥作用都需要一个过程，频繁换药不但达不到效果，还容易让机体产生耐药性。因此，应该遵医嘱按规定疗程用药，既不可随便换药，也不可过早停药。

- **如何预防皮炎发作**

夏季是皮肤病的高发季节，由于外环境持续的高温、高湿，加上皮肤出汗多又没有及时清洁，容易导致皮炎、毛囊炎、脓疱疮等皮肤病。因此，夏季的皮肤护理应当以清洁为主，辅以清淡饮食。

（1）保持皮肤的清洁，每天洗澡可以使用一些含有中药成分和杀菌作用的浴液。一旦出现轻微的皮炎、热痱子、洗澡擦干后扑一些爽身粉，通常可以消退。如果情况比较严重，可使用少许十滴水滴在洗澡液里，也有清洁、杀菌的作用。若仍未见好转，就需要去医院进行治疗。

（2）注意防暑降温，在衣着上选择宽大轻薄的衣服，在材质上，选择纯棉、纯麻、丝绸类材质具有较佳的降温功能。

(3) 多饮水尤其是凉开水，常喝绿豆汤及其他清凉饮料，吃清淡易消化的食物，少吃辛辣刺激的食物，多吃蔬菜水果等清凉食物。

(4) 保持室内通风凉爽，避免过热，遇到气温过高的日子，可适当使用空调降低室内温度。

(5) 外出时，主要做好防晒。

- **如何预防"红眼病"**

红眼病是急性结膜炎的俗称，是夏季的高发疾病，表现为眼睛发红、发热、发痒、疼痛、怕光、流泪、眼屎多，早晨起床时眼屎可将上下眼睑粘住。

红眼病主要通过接触传播，如接触患者用过的毛巾、洗脸用具、水龙头、门把、游泳场的水、公用的玩具等。因此，预防红眼病应当注意以下几点。

(1) 应当注意手部清洁，勤洗手、勤剪指甲，不用手、尤其是脏手揉眼睛。

(2) 个人的卫生用品，如毛巾、脸盆等不要与他人共用。

一旦发生红眼病，应当立即治疗直至症状完全消失后仍要坚持治疗1周，以防止复发。治疗可采用涂眼药膏、点眼药水和冲洗眼睛等方法。

- **是不是人人都适合"冬病夏治"**

从小暑到立秋，即"三伏天"，是全年气温最高，阳气最盛的时节。每到这个时节，总会让人想到一个我国传统中医药特色疗法，即"冬病夏治"。冬病夏治是指对于一些在冬季容易发生或加重的疾病，在夏季给予针对性的治疗，提高机体的抗病能力，从而使冬季易发生或加重的病证减轻或消失。具体的治疗方法包括穴位贴敷、针刺和药物内服等，其中以中药穴位贴敷最常用。

然而，冬病夏治贴敷虽然简便、不良反应较少，但也并不适用于所有人。"冬病"是指某些好发于冬季或在冬季易加重的虚寒性疾病，比如慢性咳嗽、哮症、喘症、慢性泄泻、关节冷痛、怕冷、体虚易感等。"夏治"是指在夏季三伏时令，自然界和机体阳气最旺之时，应用中药贴敷方法将体内寒气祛除出去，从而达到治疗或预防上述冬季易发生或加重的疾病的目的。因此，那些体内并无阴寒之邪或并非虚寒体质，甚至火热内盛的患者，并不适合进行冬病夏治贴敷。

一般来说，痰液或鼻涕为黄色，且比较黏稠；舌质发红且舌苔干燥或舌苔黄腻，则不适合进行中药穴位贴敷。相反，如分泌物为白色较稀，舌质淡红，舌苔薄白则属于虚寒体质，适合贴敷。到底自己是否适合冬病夏治贴敷，还需请专业医生望、闻、问、切后再做判断，最好不要自己贸然作出判断。而且，中药穴位贴敷也有一些禁忌证，有严重心、肝、肾、脑疾病的患者，严重糖尿病患者，严重过敏体质者，皮肤长有疱、疖或皮肤有破损者，以及正处于疾病发作期（如感冒发热、急性咳喘发作等）的患者均不适合冬病夏治贴敷。

- **如何预防"热感冒"**

夏季天热流汗会消耗大量的能量，胃口差、睡眠差会使机体抵抗力下降，而大汗淋漓之后洗冷水澡，或是睡觉时长期开着空调会引起发热、头痛、咽痛、乏力、口渴、心烦等夏季热感冒症状。预防夏季"热感冒"应注意以下几点。

（1）减少使用空调的时间，进出空调房应给予适当的缓冲，避免快速、频繁的进出，在较冷的空调房内，应注意适量添加衣服。

（2）多喝白开水，少量多次，大量出汗时，应饮用含有电解质的饮料。

（3）膳食合理，多吃青菜、西红柿、黄瓜等维生素含量高的食物；尽量少吃油腻辛辣和生冷的食物，多吃瘦肉、肝脏，可以增强身体抵抗力，预防感冒。

（4）保证睡眠，夏季如有条件，可适当午睡。

（5）保持良好的心情。

- **为什么天热了，老慢支反而复发了**

通常情况下，老慢支、肺气肿、哮喘常在寒冷季节发作，天气回暖后，尤其是在炎炎夏日，上述症状会相对缓解。但是不少老人却在此时中招。原来这与空调的不科学使用息息相关。有些老人为了省电，要么不舍得开空调，硬忍着酷热；要么开了空调，唯恐凉气外泄，长期保持门窗紧闭。恰恰正是密闭的空调环境，尤其适合细菌滋生繁殖。老年人本身呼吸道抵抗力相对较弱，一旦吸入这些病菌，再加上进出空调房间的温差冲击，可能导致老慢支复发。

因此，患有老慢支、肺气肿、哮喘等呼吸系统疾病的老年人，在盛夏时节也需做好呼吸道疾病的预防。

（1）保证室内通风。即使在空调开启时，也不可长时间紧闭门窗。每天开窗通风2～3次，每次30分钟。平时，也可在窗上留一条缝隙，以便于空气流通。

（2）科学使用空调设备。应注意冷暖，空调温度设置应适当，切勿一味贪凉，室内外温差不可超过7℃。室内温度最好在适当范围内有所波动，这样更利于人体的体温调节。

（3）注意作息规律。盛夏时节需静养，这个季节应顺应昼长夜短的特点，晚睡早起，可适当午睡以补充睡眠，午睡时间长短可因人而异，通常情况下以半小时至45分钟为宜。

（4）保持心境恬静。闷热的天气也会影响人的情绪，容易烦躁，应尽量做一些自己喜欢的事，少做容易让自己感到紧张的事，多做深呼吸，听听轻音乐，让自己平静下来。

（5）适当锻炼。适当参与体育锻炼，可提高老年人的身体素质，增强抵抗力。但由于夏日早晨气压较低，上午6:00—10:00是高血压好发的"危险期",而上午10:00—下午4:00间室外气温较高。老人们在进行体育锻炼时,应尽量避开这些时段,可选择傍晚或晚上到户外散步或其他运动。

(6) 注意个人卫生。天热出汗多,个人衣物需及时换洗,勤洗澡。注意手的卫生,饭前便后、咳嗽、打喷嚏、外出归家后均需洗手。

• **血压低一些了,能少吃点降压药了吗**

盛夏时节,不少老年人惊喜地发现:血压好像没之前那么高了。于是就开始想着:是不是自己的高血压已经好了?是不是就可以少吃点药甚至不吃药了?

其实,血压的下降,只是因为高温天气时人体周身血管扩张,四肢和体表血液增多,血容量相对不足而形成的假象。也恰恰因为天气炎热,大量排汗丢失水分、全身血液重新分配、胃肠供血减少致使胃肠吸收功能减弱等因素作用下,血液黏稠度增加,反而增加了心脑血管疾病发生或复发的危险。而且,由于天气炎热,人更容易烦躁,过度愤怒、紧张或情绪失控,也会诱发心脑血管疾病。尤其对于本身就患有动脉粥样硬化、冠心病、高血压、高血脂、糖尿病等慢性疾病的老年人更不能掉以轻心。

因此,盛夏季节防范心脑血管疾病,应注意以下几点。

(1) 合理用药。炎热的夏天,有些高血压患者的血压会比冬季时偏低,但不可自行盲目停药或减量,一定要做好血压监测,做好记录,同时还须关注血脂、血糖情况,以便于医生根据实际情况调整用药。

(2) 主动饮水。随着年纪增大,身体各功能逐步退化,神经系统对体内缺水的反应也相对迟钝,不易感到口渴。夏天出汗较多,体内容易脱水,血液黏稠度提高,极易形成血栓,增加心肌梗死、脑梗死发生的风险。因此,老年人更应主动饮水,少量多次饮水,不要等渴了才想到喝水。晚上睡觉前和早晨起床后应喝一杯水,半夜醒来时也可适量喝点水。喝水的种类以与室温相同的温水为宜,也可经常喝些淡茶水、菊花茶、绿豆汤等。

(3)清淡饮食。炎夏饮食应以清淡质软、易于消化的食物为主,少吃高脂、味重及辛辣的食物,尤其不能暴饮暴食。

(4)静心养生。盛夏季节,老年人一定要调控和驾驭好自己的情绪,遇人遇事保持淡泊宁静的平常心。

(5)切勿贪凉。正确使用防暑降温的物品,空调不宜温度过低,空调房间最好选用草席或床单,以免因过度贪凉导致身体不适。

(尉敏琦)

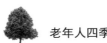

第四章　秋季养生

第一节　季节与健康

秋季,是夏冬两季的过渡时期,常指中国农历7、8、9月份,包括立秋、处暑、白露、秋分、寒露、霜降6个节气。在北半球亚热带地区,相对于夏季,秋季的气温明显下降。东北地区是我国东部秋季来得最早的地方,上海则一般要到公历9月26日前后方入秋,差不多在秋分2候时分。相对于其他地区,上海的秋季相对较短,按照1971—2000年气候基准,秋季时长仅63天。到了秋季,常有"一阵秋风一阵凉,一场秋雨一场霜"之说。初秋湿热较甚;白露后雨水减少,气候干燥,昼热夜凉;寒露后天气很快变冷。许多因素在不经意间影响着人们的健康。秋天气候干燥,温差不定,也影响人体各器官功能与机体状态。夏季过多的耗损也应在此时及时补充。秋季是养生的最佳时节,养生应从"养阳"转向"养阴",此时养生调适的重点为:防变化。

1. **立秋**　立秋,是二十四节气中第十三个节气,于每年公历8月7—9日交节。立秋并不代表酷热天气就此结束,此时天气仍然很热,素有"秋老虎"之称。立秋是阳气渐收,阴气渐长,由阳盛逐渐转变为阴盛的时期,是万物成熟收获的季节,也是人体阴阳代谢出现阳消阴长的过渡时期。所以,按照春生、夏长、秋收、冬藏的四时规律,立秋时节养生,无论精神情志、饮食起居、运动锻炼皆以养收为原则,注意肺的保养。

(1) 注意收敛神气、宁心养神。进入秋季后,自然界中阴阳之气开始转变,阳气渐退、阴气渐生,万物随阳气下沉而逐渐萧落。人的精神情志也是如此,若遇到伤感之事时不能主动排解,则不免遭受肃杀之苦。因此,立秋时节,要注意调摄情志,收敛神气,做到内心宁静,神志安宁,心情舒畅,切忌悲忧伤感。

(2) 宜早睡早起,适当添衣。立秋气节,是天高气爽的时节,在起居调养上应开始"早卧早起",早卧可顺应阳气收敛,而早起则有利于肺气舒展,防止收敛过度。此时,虽凉风时至,但暑热未尽,添衣不宜过早,着衣不宜太多,否则反而会影响人体对气候转冷的适应能力,容易受凉感冒。

(3) 饮食应注意健脾补气、滋阴润肺。经过整个夏季的消耗,人体抵抗力较弱,脾胃功能和抗病能力均下降,容易受到病菌侵害,导致腹泻不适。因此,立秋时节应多喝些温热的粥,尤其是一些有健脾、补气功效的药粥,比如生地粥。另外,还可适当食用芝麻、糯米、粳米、蜂蜜、枇杷、菠萝、乳品等柔润食物,以益胃生津。中医学认为,酸味食物益于收敛肺气,辛味食物则易发散泻肺,秋季饮食应以滋阴润肺为宜,立秋时节应尽量少吃葱、姜等辛味之品,适当多食酸味果蔬。

(4) 加强锻炼,增强体质。立秋后,昼夜温差越来越大,病菌容易借助于呼吸道疾病侵入人体,引起普通感冒和流行性感冒。进入秋季,是开展各种运动锻炼的大好时机,应根据自己的具体情况选择不同的运动项目,加强锻炼,增强体质。针对当年病毒株型的流感疫苗在此时上市,老年人宜尽早接种,以增强机体对病毒的抵抗力,为健康过冬做好准备。

2. **处暑** 处暑,是二十四节气中第十四个节气,一般在每年公历 8 月 22—24 日交节。"处"是终止的意思,这个气节表示炎热暑气逐渐消退。处暑时节,自然界的阳气由疏泄趋向收敛,人体内阴阳之气的盛衰也随之转换,此时养生最重要的是调整睡眠时间,保证良好的睡眠。

早睡早起,保养精气。处暑时节时值初秋,天气变化无常,宜早睡早起,最好晚上 9:00—10:00 入睡,早晨 5:00—6:00 起床,注意适当午休,以保养精气。睡觉时,应关好门窗,盖薄被,以防脾胃受凉。白天多开窗通风,以助室内空气流动。室内也可养些有助于调节室内空气、增加含氧量的绿植,如柑橘、吊兰、文竹等。

3. **白露** 白露,是二十四节气中的第十五个节气,一般在每年公历 9 月 7—9 日交节。这个节气基本结束了暑天的闷热,是秋季由闷热转向凉爽的转折点。白露过后,天高云淡、气爽风凉,昼夜温差较大,夜间会感到丝丝凉意,明显感到凉爽的秋天已经到来。秋风在降温的同时,把空气中的水分也吹干了,这种干燥的气候特点称为"秋燥"。白露的气候特点就是干燥。

(1) 防"秋燥"。过了白露,气候干燥,人们容易出现口干、唇干、鼻干、咽干、皮肤干裂等"秋燥"症状。白露时节的饮食应以健脾润燥为主,可适当多吃些富含维生素的食物,也可选用一些宣肺化痰、滋阴益气的中药,如西洋参、百合、杏仁、川贝等。进食不宜过饱,以免增加肠胃负担,导致胃肠不适。

(2) "秋冻"须谨慎。春捂秋冻是一条经典的养生保健要诀,但并非人人皆宜,患有慢性病和体质较弱的老年人不宜"秋冻"。比如,糖尿病患者往往局部供血较差,如血管突然受冷空气刺激,容易发生痉挛,使血流量进一步减少,易引起组织坏死或糖尿病足。因此,糖尿病患者最好不要秋冻。冷空气刺激也容易诱发心脑血管疾病、慢性支气管炎、哮喘、关节炎等疾病,患有上述疾病的老年人也不适宜秋冻。

（3）早晚温差大,须及时添加衣被。中医学素有"白露身不露,寒露脚不露"的说法,也就是说白露节气一过,穿衣服就不能再赤膊露体了。白露之后天气冷暖多变,尤其是早晚温差较大,应及时添加衣被,尤其要注意腹部、脚的保暖,鞋袜宜宽松、舒适、吸汗。

4. **秋分** 秋分,是二十四节气中的第十六个节气,一般为每年的公历9月22—24日交节。秋分这天太阳几乎直射地球赤道,全球各地昼夜等长。上海也在这个时节真正入秋。此时,自然界的阳气由疏泄趋附向收敛、闭藏,人体的生理活动也须适应自然界的阴阳变化,特别重视保养内守的阴气,本着阴阳平衡的规律,在起居、饮食、精神、运动等方面遵循"养收"的原则,使机体保持"阴平阳秘"。

（1）防"凉燥"。随着天气逐渐转冷,秋燥由"温燥"转向"凉燥"。秋分前,尚有暑热余气,多见温燥;而秋分后,阵阵秋风袭来,气温逐渐下降,寒凉渐重,多出现凉燥。同时,秋燥温与凉的变化,还与每个人的体质和机体反应有关。要防止凉燥,一要坚持锻炼身体,增强体质,提高抗病能力。二要注意饮食调养,应多喝水,吃清润、温润的食物,如芝麻、核桃、糯米、蜂蜜、乳品、秋梨、莲藕、百合和银耳等。

（2）注意收敛闭藏。秋日饮食宜收不宜散,要尽量少食葱、姜等辛味之品,适当多食酸味甘润的果蔬。精神上,应培养乐观情绪,保持神志安宁,减缓秋季肃杀之气对人体的影响,收敛神气。这个时节,老年人应减少说话,多登高远眺,以消散忧郁、惆怅等不良情绪。

（3）秋高气爽,锻炼强身正当时。金秋时节,天高气爽,是开展各种运动锻炼的好时机,适宜开展登山、慢跑、散步、打球、游泳等运动。老年人宜练五禽戏、太极拳、八段锦、健身操等,也可同时配合

"静功"锻炼,有助于养身。

（4）注意健脾暖胃。秋分后气候渐凉,此时也是胃病的多发与复发季节。胃肠道对寒冷的刺激非常敏感,患有慢性胃炎的人或者体质较弱的老年人,应特别注意胃部保暖。饮食上可适当多吃些健脾、助消化的食物,如红枣、红豆、花生等。

5. **寒露**　寒露,是二十四节气中的第十七个节气,一般在每年的公历 10 月 7—9 日交节。寒露的到来,昼渐短,夜渐长,日照减少,热气慢慢退去,寒气渐生,气候由凉爽转寒冷,万物随寒气增长,逐渐萧落,这是热与冷交替的季节。根据中医学"春夏养阳,秋冬养阴"的养生理论,这个时节人们应养阴防燥、润肺益胃。

（1）早睡早起。寒露过后,昼短夜长,自然界中的"阳气"开始收敛,这个节气的养生重在保养阳气,人们的起居作息也须相应调整,宜早睡早起。按照中医学理论,早睡可顺应阳气收敛,早起可使肺气得以舒展。寒露气节,老年人更应合理安排好日常的起居生活,以利于身体健康。

（2）注意添衣保暖。寒露之后,天气干燥,气温不断下降,感冒多发。在寒冷刺激下,老年慢性支气管炎、哮喘病、肺炎等疾病容易复发,血管收缩也易引发心脑血管疾病,严重威胁老年人的生命安全。随着气候转凉,应注意根据天气状况适时增添衣物,尤其是在早晚凉意甚浓时更应多穿衣服,以足部、腹部保暖为重。

（3）养阴防燥、润肺益胃。寒露时节,雨水渐少,昼夜温差大,"燥"邪当令,易伤肺伤胃。在此时节,人们容易出现皮肤干燥、皱纹增多、口干咽燥、干咳少痰,甚至会出现毛发脱落和大便秘结等症状,应注意养阴防燥、润肺益胃。饮食上应少吃辛辣刺激、熏烤类食物,宜多吃些芝麻、核桃、银耳、萝卜、番茄、莲藕、牛奶、百合、沙参等有滋阴润燥、益胃生津作用的食品。要注意保证室内空气相对湿度,多吃富含水分的蔬菜、水果,注意补充水分,适当涂擦滋润的护肤霜以保护皮肤,防止干裂。坚持运动锻炼,宜选择登高、慢跑等轻松平缓、活动量不大的运动项目,避免因剧烈运动、过度劳累等耗散精气津液。

6. 霜降 霜降,是二十四节气中的第十八个节气,一般在每年公历10月23—24日交节。霜降不是表示"降霜",而是表示气温骤降、昼夜温差大,秋燥明显。霜降正值深秋时节,冷空气频繁南下,若不小心受凉极易出现咳嗽症状,患有慢性支气管炎的老年人也容易在这段时期出现疾病复发或病情加重。从养生角度看,霜降时节是秋冬气候的转折点,也是阳气由收到藏的过渡,应注意自我保健,做好"外御寒、内清热"。

(1)及时添衣,注意保暖。霜降是秋季向冬季过渡的开始,昼夜温差逐渐增大。霜降后,天气逐渐变冷,身体局部保暖不当则容易引发慢性胃病、"老寒腿"等疾病。这个时节,老年人应及时添加衣服,尤其注意对胃部、膝关节和足部的保暖。手脚冰凉及体弱的老年人,此时不宜再穿凉鞋或拖鞋,睡前最好用热水泡脚,穿双薄袜子入睡。在进行户外活动时,应保护好膝关节,尽量减少膝关节的负重,运动不宜过量,尤其是涉及屈膝动作的锻炼时间不宜过长,必要时可戴上护膝。

(2)防"秋燥"。进入秋末时节,天冷风多,空气干燥,人们容易出现皮肤干燥、眼睛干涩、嘴唇干裂、嗓子干痛等症状。秋冬季节,不仅要多喝水,多吃富含水分的瓜果蔬菜,也应改变洗澡、洗脸习惯,不宜再使用去油效果过强的洁面产品,以及碱性较重的肥皂或沐浴产品,同时还应选用一些滋润保湿的护肤用品(包括面霜、身体乳、护手霜、润唇膏等),保持皮肤嘴唇的滋润,以增强其对干冷天气的抵抗力。此时也是呼吸道疾病的高发期,应多吃梨、苹果、橄榄、白果、洋葱、芥菜、萝卜等食物,这些食物具有生津润燥、宣肺止咳的作用,有助于预防呼吸道疾病。

第二节 饮食起居

- **入秋后，如何调整日常作息**

立秋之后，天气由热转凉，进入"阳消阴长"的过渡阶段。中秋过后，雨水渐少，天气干燥，昼热夜凉，气候寒热多变，容易伤风感冒，旧病也易复发，因此，有"多事之秋"的说法。人体的生理活动也应适应自然界的阴阳变化，生活起居、饮食运动和精神调适等都应遵循秋季养收的原则。

秋天，自然界的阳气由疏泄趋向收敛、闭藏。因此，人们的日常起居作息也该相应调整，适宜早睡早起。早睡，以顺应阴精的收藏，以养"收"气；早起，以顺应阳气的舒长，使肺气得以舒展。有研究表明，早睡早起也可预防脑血栓发病。脑血栓等缺血性疾病在秋季发病较多，发病时间多在长时间睡眠的后期。在秋季适当早起，可减少脑血栓形成的机会，对预防疾病有一定意义。

- **如何降伏"秋老虎"**

8～9月间（立秋前后）常有短期回热天气，俗称"秋老虎"。此时虽然气温较高，但总的来说空气干燥，阳光充足，草木渐枯，人自感燥，对人体健康的影响不容小觑，需通过加强保健以降伏"秋老虎"。

（1）立秋时节，气温、相对湿度等并未立即下降，此时仍需注意防暑降温，小心中暑。

（2）视天气情况，确定是否需要开空调。尽量使用自然风降温，如果开空调，时间不宜过长，注意换气，避免直吹，以免引发腹痛、腹泻、腰肩疼痛等不适。

（3）饮食上，不论是健康人，还是患有慢性病的人，在这个时节都要多补充水分，多吃"凉"的食物。要多喝莲子粥、百合粥、薄荷粥、淡茶、绿豆汤、豆浆、果汁等；多吃酸味的新鲜水果、蔬菜，如橘子、柠檬、猕猴桃和西红柿等；加强营养，尤其是在立春后可适当吃一些肉食，如鸭肉、泥鳅、鱼、瘦猪肉、海产品等；秋天食物易发生霉变，应注意饮食卫生，预防胃肠道疾病。

（4）生活上要注意劳逸结合，早睡早起，保持充足的睡眠。

（5）凉爽的早晚，可选择适合自身的锻炼项目，如慢跑、游泳、各种球类、登山、散步、太极拳、健美操、健身舞等，循序渐进，持之以恒，增强体质。

- **怎样"秋冻"才健康**

夏去秋来，是从热到冷的过渡阶段。有的人一到秋天就赶紧穿上许多衣服，甚至过早地穿上棉衣，其实这并不科学。因为过早地穿上棉衣，会使身体得不到冷空气的锻炼，使防寒能力降低，不利于人体功能的调节，到了三九严寒，鼻子和气管一旦受到冷空气侵袭，血管收缩，致使血流量减少，抗菌能力减弱，躲在鼻子或气管内的病菌伺机活动，引起咳嗽、打喷嚏、流鼻涕、发热等感冒症状。因此，秋天不要过快"添"衣，应该冻着点，慢慢地增加衣服。但如何"冻"得合理，"冻"得适时，"冻"得科学，也大有讲究。

（1）初秋是开始"秋冻"的最佳时期，因为此时气温开始下降，天气转凉，却并不寒冷，此时最适合进行耐寒锻炼。身体御寒能力增强，抗病能力也会增强，可减少疾病的发生。

（2）初秋日夜温差变化不大，不急于添加衣服，但在夜间睡觉时，还是要盖好被子。因为睡着后，人体抵抗力会下降，容易受凉感冒。

（3）"秋冻"并不意味着整个秋天都要挨冻，也不宜盲目受冻，须随机应变，见机行事。如果遭遇气温骤降，或到了晚秋有强冷空气侵袭，则须随时添加衣服和被褥。

(4)"秋冻"也须因人而异,身体健康、体质较好的人,可以晚点添加衣被;而对于一些体质较差、身体不好的慢性病患者,以及抵抗能力较弱的老年人和小孩,不宜进行"秋冻",以免旧病复发。

• **如何防秋燥**

秋季,很多人会出现不同程度的皮肤干燥、干咳少痰、心烦、便秘等现象,这些都是秋燥的症状表现。秋燥之气最易伤肺。因为肺脏直接与大气相通,且与皮肤和大肠有密切的关系。冷空气来袭,最容易刺激呼吸系统,加上抵抗力减弱,就给病原微生物以可乘之机,极易使人受凉感冒或引发其他呼吸系统疾病。因此,中医学认为:秋季养生,重在养肺。

对付"秋燥",中医专家建议须多吃偏寒凉的食物,如豆腐、黑豆、梨、芝麻、百合、银耳、绿色蔬菜、白萝卜、香蕉等,还要多喝水;少吃过油、过甜、过辣、过咸的东西,饮食以清淡为主,少喝甜味饮料;多吃粗粮和富含纤维素、矿物质的食物,以促进排便。

• **如何应对唇裂痛苦**

秋冬季节气温低,气候干燥,空气湿度低,人们的皮肤、黏膜血液循环差,口唇黏膜干燥。嘴唇黏膜表层既薄,柔韧性又差,在秋天口唇黏膜干燥的情况下,如果新鲜蔬菜吃得少,人体维生素 B_2、维生素 A 摄入量不足,使口唇黏膜表皮细胞抵抗力降低,就会干燥开裂。

发生口唇干裂,切不能涂紫药水,也不要用舌头舔。单靠口唇着水,虽一时湿润,但由于水分极易蒸发,并带走热量,使局部温度降低而进一步加重干裂疼痛。正确处理方法应该是:涂些凡士林膏或其他油脂,多喝水,多吃蔬菜、水果。必要时可内服维生素 B_2、维生素 C 及鱼肝油丸。外出时戴上口罩,也可保持口唇湿润。

• **入秋了,老年人在饮食上有何禁忌**

秋天气候干燥,温差不定,身体的肝脏功能需要保护。饮食上的适宜调养，对促进身体脏器功能大有益处。比如，立秋后在饮食上要"增酸"，多吃苹果、葡萄、山楂、柚子等偏酸、多汁的水果，对增强肝脏功能很有益处，对高血压、冠心病、糖尿病等疾病也多有疗效。

中医学认为，秋季是夏冬两季的过渡时期，气温由热向寒转变，养生也应从"养阳"转向"养阴"。因此，在饮食上，应注意以下禁忌。

（1）忌暴饮暴食。一般人到了秋季，由于气候宜人，食物丰富，往往进食过多。摄入热量过剩，会转化成脂肪堆积，使人发胖。秋季饮食中，要注意适量，不能放纵食欲，大吃大喝。

（2）忌辛辣生冷的食物。秋天应少吃刺激性强、辛辣、燥热的食品，如尖辣椒等。提倡吃些带有辛香气味的食物，以散发湿热之气，如芹菜。天气由热转凉，饮食上应特别注意不要过于生冷，以免造成肠胃消化不良，发生各种消化道疾患。

（3）忌吃油腻、煎炸的食物。油腻、煎炸的食物不易消化，积聚在胃中，加重体内积滞的热气，不利于润燥。

（4）忌吃过燥的食物。中医学认为，苦燥之品易伤津耗气。秋季燥邪当令，肺为娇脏，与秋季燥气相通，容易感受秋燥之邪。秋令饮食养生应忌过燥的食物，比如一些煎炸类食物。

（5）忌饮食过量或盲目控制饮食。为迎接冬季的到来，人体会自然启动"贴秋膘"模式，储存御寒的脂肪。这个时候，稍不小心，摄入热量过剩，容易使人发胖，所以肥胖者秋季更应注意减肥，多吃低热量的减肥食品，如红豆、萝卜、竹笋、薏苡仁、海带、蘑菇等。但也不能盲目控制饮食，营养物质和能量储备需全面均衡。

- **收割季节，4个"尽量"煮出一锅健康米饭**

《中国居民膳食指南》明确：食物多样、谷类为主是平衡膳食模式的重要特征。谷物为主是平衡膳食的基础，谷类食物含有丰富的碳水化合物，它是提供人体所需能量的最经济、最重要的食物来源，

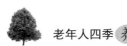

也是 B 族维生素、矿物质、蛋白质和膳食纤维的重要来源。米饭可谓是老年朋友每天摄入谷类食物中的首选。收割季节,大家常常喜欢买个当季的新米尝个香。那么,如何才能煮出一锅香喷喷又营养充分的健康米饭呢?有以下几个"尽量"。

1. **尽量让米"淡"** 煮饭其实只要米和水就行,不要在米饭中加油、盐、糖、酱油或味精,以免增加额外的能量及盐分。

2. **尽量让米"色"** 由于白米中的维生素含量很低,如果在煮饭的时候,在白米中加入一些有颜色的米,比如紫米、黑米、红米、南瓜、玉米等,不仅能使米饭变得色彩丰富,还能很大程度上改善其营养价值。

3. **尽量让米"粗"** 所谓"粗",是指尽量多吃粗粮。烹调主食时,粳米可与全谷物稻米(如糙米)、杂粮(包括燕麦、小米、荞麦、玉米等)以及杂豆(包括黄豆、青豆、赤豆、绿豆等各种干豆类)搭配食用。与精制米面相比,全谷物和杂豆可提供更多的 B 族维生素、矿物质、膳食纤维等营养成分,对降低 2 型糖尿病、心血管疾病、肥胖和肿瘤等慢性疾病的发病风险具有重要作用。

4. **尽量让米"乱"** 煮饭的时候,最好将白米、粗粮混一起煮。粗粮种类多样,各种粗粮所含的营养素各有所长。比如,燕麦和豆类富含蛋白质;荞麦、燕麦中的碳水化合物较其他粗粮多;小米中富含胡萝卜素和维生素 B_1 及维生素 B_2;玉米中含有大量的维生素 B_6 和镁;高粱中富含铁。因此,煮饭时,混入各种种类的粗粮,可使不同的营养素得到补充。

- **秋燥时节,有何适宜的药粥**

中医学认为,秋季阴气渐盛,燥气当令。燥气干涩,易伤津液。因此,在秋燥时节,应当适当食用一些和胃健脾、润肺生津、养阴清燥的药粥。

(1) 芝麻粥：芝麻 50 克，洗净晾干，炒熟研末。取粳米 100 克煮粥，熟后拌入芝麻末同煮。芝麻性润滑，具有润肺养肝，润肠通便的作用。尤适于肺燥咳嗽、习惯性便秘者食用。

(2) 百合粥：百合 50 克，粳米 100 克，加水文火同煨为粥，加糖食用。百合有养阴清热，润肺止咳，宁心安神之功，对秋季咽喉干痛、唇干口渴、心悸失眠等症有辅助治疗作用。

(3) 胡萝卜粥：胡萝卜 250 克，洗净切碎，加粳米 100 克和水煮粥。胡萝卜含有丰富的胡萝卜素等营养物质，对于秋天口唇干裂、两眼干涩、头屑增多有一定的防治作用。

(4) 核桃红枣粥：核桃肉 50 克，红枣 10 枚，粳米 100 克，加水同煮为粥，加冰糖调味食之。此粥能滋阴润燥、补肾固精、温肺定喘、益气养血。

- **秋天哪些应季蔬菜利于养生**

秋季，是养生的最佳时节，宜吃蔬菜。蔬菜不仅养生，还能辅助治疗一些疾病。那么，在应季的蔬菜中，哪些是适合养生的蔬菜呢？

1. 应多吃维生素含量高的食物 秋天干燥，应多吃绿色叶菜，比如菠菜、青菜、芹菜、茼蒿、苋菜等，这些蔬菜维生素含量高，多吃有好处。

2. 应多吃有利于滋养脾胃的食物 秋天可吃点莲藕。藕是东方蔬菜之王，富含多酚类物质，可提高免疫力，还可抗衰老。而且，莲藕生熟皆宜。生吃莲藕消瘀、清热。把莲藕烧熟后再食用，其性由凉变温，有养胃滋阴、益血、止泻的功效，对脾胃有益。

入秋后天气干燥，容易出现阴虚肺燥的情况，胃肠蠕动缓慢的人很易发生便秘。老人应多吃滋阴润燥、补脾健胃的食品，如红薯。红薯性平味甘，有补中和血、益气生津、宽肠胃、通便秘等功效。

秋天的茄子性凉滑，脾胃虚寒者不宜多吃，而吃南瓜就对脾胃很有好处。

3. 应多吃有利于养阴生津的食物 夏天津液损耗严重，入秋后应多吃些养阴生津的蔬菜，萝卜、花菜、百合、山药等白色蔬菜较为适宜。

4. 应少吃辛味之品 秋季饮食上应注意"少辛多酸"的原则，应尽可能少食用葱、姜、蒜、韭菜、辣椒等辛味之品，不宜多吃烧烤，以防加重秋燥症状。

- **年纪大了，该怎么吃才好**

与年轻时相比，老年人身体功能可出现不同程度的衰退，如咀嚼和消化能力下降、酶活性和激素水平异常、心脑功能衰退、视觉、嗅觉、味觉等感官反应迟钝，肌肉萎缩、瘦体组织量减少等。这些变化可明显影响老年人食物摄取、消化和吸收的能力，使得老年人营养缺乏和慢性非传染性疾病发生的风险增加。因此，合理膳食、均衡营养，对于老年人显得尤为重要。不少老年人牙齿缺损，消化液分泌和胃肠蠕动减弱，容易出现食欲下降和早饱现象，造成食物摄入量不足和营养缺乏。老年人除了要考虑每天该吃些什么，同时也要注意怎么吃的问题。结合老年人的自身特点，注意处理好膳食过程中的几个小细节。

1. 少量多餐，保证充足的食物摄入 老年人每天应至少摄入12种及以上食物，可采用多种方法增加食欲和进食量，吃好三餐。尤其是对于高龄老人和身体虚弱以及体重出现明显下降的老年人，正餐摄入量可能有限，应特别注意增加餐次，可采用三餐（3次正餐）两点（2次点心）制或三餐（3次正餐）三点（3次点心）制，并常换花样，保证充足的营养摄入。

2. 调整食物制作方式，做到食物细软 细软食物易于咀嚼与消化，可通过调整食物制作方式，让食物更符合老年人的营养摄入需要。比如可将食物切小切碎,多采用炖、煮、蒸、烩、焖、烧等烹调方式,适当延长烹煮时间。肉类食物可切成肉丝、肉片或跺成肉糜再烹饪,鱼虾可做成鱼片、鱼丸、鱼羹、虾仁等。坚果、杂粮等坚硬食物可磨粉食用,如芝麻粉、核桃粉等。质地较硬的蔬菜、水果可榨汁食用(不去掉渣)。对于高龄老人和咀嚼困难的老人,饭菜应注意煮软烧烂,可食用软饭、稠粥、细软的面食等;对于有咀嚼吞咽障碍的老人,可选择软食、半流质或糊状食物。

3. **主动足量饮水**　老年人对缺水的耐受性下降,待感到口渴时才喝水,往往已处于缺水状态,对健康不利。因此,老年人应养成定时和主动饮水的习惯,采用少量多次的方式主动饮水,每次50～100毫升,每天饮水量以1 500～1 700毫升为宜。清晨1杯温开水,睡前1～2小时1杯水。但睡前1小时内不建议再饮水,否则会引起夜尿增多,影响睡眠。饮水首选温热的白开水,根据个人情况也可选择饮用淡茶水。

4. **合理调整膳食结构,保证营养摄入全面充足**

(1) 为延缓肌肉衰减,老年人应特别注意优质蛋白质的摄入,可多吃些鱼、虾、禽肉、猪、牛、羊肉等动物性食物,以及牛奶及其制品、大豆及豆制品等。

(2) 由于受生理功能减退以及食物摄入不足等因素的影响,老年人更易出现矿物质及某些维生素缺乏,常见的营养缺乏有钙、维生素D、维生素A缺乏,因此可根据自己身体需要和膳食状况,在营养师的指导下,有针对性地补充一些营养强化食品或营养素补充剂。

(3) 老年人贫血比较常见,因此需帮助老年人积极进食,增加主食和各种副食品的摄入,适量增加瘦肉、禽肉、鱼、动物肝脏及血等摄入,促进铁的补充与吸收利用。浓茶、咖啡等会干扰食物中铁的吸收,因此在饭前、饭后1小时内不宜饮用。

(4) 钙摄入不足与骨质疏松的发生、发展密切相关,老年人应特别注意摄入含钙高的食物,除每天喝奶外,还可多吃一些豆制品(如豆腐、豆腐干等)、海产品(如海带、虾、螺、贝类)、高钙低草酸蔬菜(如芹菜、油菜、紫皮洋葱等)、黑木耳、芝麻等富含钙质的天然食物。

● **凉爽秋日,老年人适合开展什么运动锻炼**

凉爽的秋意慢慢来临,但健身运动是一年四季都不能停歇的。运动专家建议,健身者可根据自己的体质和爱好,选择慢跑、爬山、球类运动等比较适合在秋冬进行的运动。秋冬运动量与夏季相比可适当增大,运动时间可加长,但要注意循序渐进。

1. **跑步** 跑步是最受人们青睐的最佳有氧运动之一,有助于增强血液循环,改善心脏功能;改善脑的血液供应和脑细胞的氧供应,减轻脑动脉粥样硬化,使大脑能正常工作。跑步还能有效地刺激代谢,增加能量消耗,有助于减肥健美。对于老年人来说,跑步能大大减少由于不运动引起的肌肉萎缩及肥胖症,减少心肺功能衰老,能降低胆固醇,减少动脉粥样硬化,有助于延年益寿。当然,老年人在进行跑步运动时,须量力而行,以慢跑为宜。

2. **打羽毛球** 相比室外运动,羽毛球运动让人感觉舒适,但不要小看它的运动效果。有研究显示,一场正规的羽毛球,比赛强度比一场足球赛还要大。因此,老人在选择运动方式前,最好先做适应性运动。在体质状况允许的情况下选择合适的运动方式。运动前后,要注意做好准备运动和整理运动。

3. **爬山** 秋天是爬山的好季节。秋天(即使是深秋)的气温给人感觉还不是很冷,但随着山坡高度的上升,空气温度也会逐渐递减,而且这个季节早晚温差大,爬山过程中可使人的体温调节机制不断处于紧张状态,从而提高人体对环境变化的适应能力。而且,爬山对锻炼心肺功能也很有帮助,健康老年人或病情稳定的老人可适当进行爬山运动。特别提醒老人登高时速度要缓慢,上下山时可通过增减衣服,达到适应温度的目的。

• **秋日登高须注意什么**

我国是一个多山的国家,东南西北中,到处可见高山峻岭和奇峰。登高,也称爬山,是古今中外广为推崇的一项健身体育活动。一定高度的高山(约海拔1 000米左右)的大气中氢离子及负离子含量较多,大气压降低,能促进人的生理功能发生一系列变化,对哮喘等疾病可以起到辅助治疗的作用,并可降低血糖,增高贫血患者的血红蛋白和红细胞数。即使在一些普通的并不很高的山中进行攀登锻炼,也能增加肺通气量、肺活量,增强血液循环,增加脑血流量,小便酸度上升,血糖轻度下降。而秋日登高,更能大大增强机体适应多变气候的能力,增强体质,促进健康。因此,民间也常有阴历九月初九重阳节相约登高的习俗。

但秋天天气变化无常,如果无视秋季天气多变的特点而盲目活动,常常只会事倍功半,甚至利少弊多。秋日登高前,宜喝些温开水之类的饮料,少穿衣服,以免出大汗。但一旦出汗后,也不可盲目脱衣,冷风侵入容易受凉。另外,应及时补充水分和水溶性维生素,以润秋燥。如果遇到气候反复,还应采取相应措施,及时增减衣服。高血压、冠心病等患者更要注意量力而行。

• **何时减肥最适宜**

肥胖,既是一组常见而古老的代谢症群,也是一种由多种因素引起的慢性代谢性疾病。肥胖不仅有碍体形美,也是高血压、冠心病、脑动脉粥样硬化等重要风险因素。

有研究表明,肥胖会随着季节的变化而有所改变。夏季,由于天气炎热,人们活动量增加,出汗多,能量消耗也较多,脂肪细胞代谢较快,肥胖程度会有所改善,但此时脂肪细胞只是萎缩,并不会死亡。到了秋天,随着天气渐渐转凉,脂肪细胞又会重新活跃起来,开始逐渐积聚,防止热量扩散,以起到冬季保温的作用,此时人体趋于肥胖。因此,秋季是减肥的最好时节。

减肥方法有很多,这里介绍一下按摩的方法。按摩是一种被动运动,通过按摩,可使肌肉活动增强,血液循环加快,增加对脂肪的消耗,可达到减肥的目的。尤其是腹部的按摩,除加快脂肪代谢和增大消耗能量外,还能促进肠蠕动,增加排便次数,减少肠道对营养物质的吸收,减肥效果更为显著。

1. **揉腹**　双手掌从剑突下直推至耻骨联合上缘,连推12次。然后分别将两手置于腹部左右两侧,从左右肋缘下直推至骨盆处,连推12次。再用左手置于脐周围,右手按在左手上面,揉压脐周围,先按顺时针方向,再按逆时针方向,各揉压12次。

2. **点穴**　常用穴为中府、云门、气海、关元、脾俞、胃俞、肾俞、梁丘、公孙等。点压这些穴位,能有效地抑制食欲,有利于减肥。

3. **辅助功**　仰卧,双腿伸直,然后慢慢抬高,抬至与身体垂直,两手同时用力下按,使臀部能稍微离开床面(地面),保持该姿势3～5分钟。以后随着腹部脂肪的减少,腹肌的增加,尽量保持较长一段时间,至不能忍受时,再慢慢放下双腿。接着改将两手枕于后脑部,做起坐动作,次数不限,根据情况而定。然后两臂屈肘,两膝弯曲,以两足和肘关节、肩部作支点,做挺腹动作3～5分钟,以增加腰背肌力量。最后用双手抱双腿压腹部,按压力尽量大一些,时间3～5分钟。

以上方法应坚持锻炼,同时注意配合饮食控制,增加运动量,使消耗大于摄入,有效地减少体内脂肪积聚,以巩固减肥效果。但是,老年人并非越瘦越好。对于老年人来说,体重过轻或消瘦会导致人体对疾病的抵抗耐受力下降,增加罹患骨质疏松、消化道肿瘤等疾病的风险。因此,保持健康体重十分重要,才能减少和延缓疾病的发生发展,提高老年人的生活质量。目前普遍认为,老年人的BMI应控制在20.0～27.0之间为宜,也就是说,微胖的老人相对更健康。

- **老年人如何延缓肌肉衰减**

随着年龄的增长，人体的运动器官也在逐步衰老和退化，骨质疏松、肌肉松弛、关节僵硬、四肢屈伸不便、全身行动迟缓、应激能力减退等衰老现象接踵而至。肌肉萎缩，肌肉在体重中所占比例逐渐减少，神经、肌肉的兴奋性降低，肌肉功能下降成为运动器官衰老退化的连锁反应。老年人中普遍出现的肌肉衰减综合征，就是一种与年龄增加相关的骨骼肌量减少并伴有肌肉力量和（或）肌肉功能减退的综合征。通常可用骨骼肌量的检测、骨骼肌力量测量、骨骼肌功能检测等检查方法检测老年人肌肉衰减的程度。

虽然衰老是必然的趋势，但也可采取各种措施延缓老年肌肉衰减的速度与程度。其中，吃动结合、保持健康体重是延缓老年肌肉衰减的重要方法：①建议常吃富含优质蛋白质的动物性食物，尤其是猪、牛、羊肉、牛奶及奶制品、大豆及豆制品等；②多吃富含 n-3 多不饱和脂肪酸的海产品，如海藻、沙丁鱼、鲑鱼等；③多参加户外活动，多晒太阳，并适当多吃些诸如动物肝脏、蛋黄等富含维生素 D 的食物，或服用维生素 D 补充制剂；④可增加日常身体活动量，减少静坐或卧床。但活动时需注意量力而行，动作以舒缓为宜，避免跌倒等伤害事故的发生。

- **如何运动有助于延年益寿**

中医学认为："动则有益，多动更好。动则生阳，生阳则脾得健运。"适当的运动有助于延年益寿。走路被认为是保持健康的最好方式，深受中老年人的喜爱。养生谚语中也有"饭后百步走，活到九十九"的说法。尽管走路锻炼属于一种非常安全的运动健身项目，但是如果不注意锻炼时机，不能很好地把握锻炼方法和要领，就很难达到应有的健身效果，甚至还可能产生一定的不良反应。

1. 走路锻炼的时间须恰当　"饭后百步走"指的并非吃完饭后

立即就到处走动。因为吃进去的食物需在胃里停留一段时间,使食物与胃液充分混合,以利于消化。进食后马上运动,会容易影响食物正常的消化程序,导致消化不良及胃肠不适。走路锻炼的最佳时间应选择在每天太阳升起以后(大约上午9:00—10:00为宜)或下午3:00左右。饭后散步可在饭后休息半小时后进行,尤其是患有高血压、糖尿病、贫血、低血压、慢性胃炎、消化性溃疡的老年人,更应在饭后充分休息后再运动,散步方式也以缓慢为宜。

2. **走路锻炼须注意姿势与节奏**　无论是散步还是健步走,都应抬头挺胸,保持颈部与肩膀放松,双手微微握拳,手肘弯曲呈90度角,手臂前后摆动带动步伐。健步走时要特别注意节奏感,有助于调整呼吸,改善心肺功能。

3. **走路锻炼也应保证运动量**　每天走5 000～10 000步,可促进骨骼健康。《中国居民膳食指南》建议每天保证主动身体运动6 000步。最适宜的散步速度是每小时4.8～6.3公里,也就是每分钟90～120步。无慢性病、身体相对强壮的老年人可在饭后半小时后健走1小时,路程在4～5公里,可加强气血运行,促进健康。

除了走路锻炼,每天坚持30分钟的握力练习也很适合老年人,有助于骨骼健康,对防治桡骨(位于前臂外侧)远端、肱骨(即上臂骨)近端的骨质疏松尤为有效。

第三节　疾病防护

- **流感来袭,您接种流感疫苗了吗**

秋季来临,令人担忧的流感高发季节也即将开始。流感是由流感病毒引起的急性呼吸道传染病,主要通过空气飞沫传播,具有极强的传染性,好发于冬季。专家建议,在平时生活中除了增强自身免疫力外，在流感流行前的 1～2 个月（即每年 9～11 月份）接种流感疫苗，能更有效地发挥疫苗的保护作用，是预防流感发生的经济有效的方法。

接种流感疫苗的主要对象是易发生流感并发症的人群，包括 65 岁以上的老人、免疫功能低下者、小学生和幼儿园儿童。同时，服务性行业的从业人员，特别是民航、铁路、公路交通的司机和乘务人员，商业及旅游服务的从业人员，也是接种流感疫苗的重点人群。除此之外，建议在公共场所工作的人员，如医疗卫生机构、养老院、老年护理中心的工作人员，以及经常出差或到国内外旅行的人员都应积极接种流感疫苗。

但是，也不是所有的人都适宜接种流感疫苗。对鸡蛋或疫苗中某些成分过敏的人、发热、急性病患者、慢性病发作期间的患者，均不适宜接种流感疫苗。

- **如何防治干燥性鼻炎**

干燥性鼻炎是一种常见的鼻黏膜慢性炎症，多发生在气候干燥的秋季，多发生于高温作业者和在大量粉尘环境中工作的人群中。一般认为因长期受外界的物理或化学物质刺激所致，包括长期粉尘的机械性刺激，空气过热过干等。即使已离开高温、粉尘工作环境的退休人群，也会因为以往积累的刺激损伤，在干燥季节感觉鼻腔黏膜干燥不适、分泌物少，鼻内有刺痒感或异物感，经常打喷嚏，灼热感，常诱使患者挖鼻，引起小量鼻出血，嗅觉一般不减退。

对患有干燥性鼻炎的老人，可在室内使用加湿器，或养些植物以增加室内相对湿度。加强日常个人防护，如戴口罩、冲洗鼻腔等，感觉鼻腔干燥时可使用一些诸如复方薄荷油、鼻软膏等的油剂滴鼻药液。每天也可以做做鼻部按摩，以促进鼻黏膜的血液循环，有利于鼻黏膜的正常分泌，保持鼻腔湿润。平时可适量服用一些维生素 A、维

生素 B_2、维生素 C,有助于鼻黏膜上皮的恢复,促进细胞正常新陈代谢,对毛细血管壁也有保护作用。并注意戒烟酒,多吃蔬菜、水果,少吃辛辣、煎炸的刺激性食物,保持大便通畅。

- **千万别疏忽了脑卒中预警的"黄牌"信号**

秋风起,季节交替,正是脑血管意外(脑卒中)易发时期。脑卒中,是突然发生的脑血管堵塞或者破裂,由于其发病急、来势凶、病变快,像"风"一样来无影、去无踪,又被称为"中风"。脑卒中具有发病率高、病死率高和致残率高的特点。脑卒中患者轻者半身不遂,瘫痪在床,重则不省人事,一命呜呼。据统计,脑卒中已成为我国第一位死亡原因,也是中国成年人残疾的首要原因,老年人常常闻"风"色变。

一旦发生脑卒中,缺血缺氧的脑组织即刻开始受损,迅速发生坏死。据研究发现,大血管堵塞后每分钟就有 190 万个脑细胞死亡。目前,国际上一致推荐在发病 3~4.5 小时内通过静脉溶栓、6 小时内动脉取栓再通堵塞的血管,可以使受损的大脑功能尽可能得到恢复。因此,脑卒中的救治,须牢牢把握"黄金 3 小时"。发生脑卒中后,最重要的是及时就医。

其实,在脑卒中发生前几个小时或几天内,往往会出现一些脑神经系统轻微变化,即短暂性脑缺血发作,俗称"小中风"。如果在这个时候能及时识别征兆表现,果断采取措施,则能很大程度上防止病情加剧,改善预后,提高生活质量。由于病变部位、病变程度不同,征兆表现也不完全相同,有的明显,有的轻微,持续时间也长短各异,有时很难判别,需要在平时多加关注。尤其是对于老人,要特别当心。

脑卒中常见的预兆症状包括以下。

(1) 头晕、头痛,特别是突然感到眩晕,或者发生的头痛明显异于以往,有头痛突然加重或由间歇性头痛变成持续性剧烈头痛。

(2) 肢体麻木,突然感到一侧面部或手脚麻木,有的为舌麻、唇麻。

（3）暂时性吐字不清或讲话不灵，听起来像"大舌头"的现象。

（4）肢体无力或活动不灵，尤其是突然感到一侧肢体不听使唤，原本手中握着的物品容易掉落，时发时停。

（5）不明原因突然跌倒或晕倒。

（6）短暂意识丧失或个性和智力的突然变化。

（7）精神不济，昏睡不醒。长期卧床的患者出现嗜睡状态，整天昏昏欲睡。

（8）双眼突感一时看不清眼前出现的事物，或者眼前一片黑蒙，甚至一时性突然失明。

（9）恶心呕吐或呃逆，或血压波动并伴有头晕、眼花、耳鸣。

（10）一侧或某一肢体不自主地抽动。

当然，上述预兆现象并不是脑卒中所特有的，很多其他疾病也可能出现类似症状。一旦出现预兆症状，一定要正确对待，切忌慌乱，及时到医院诊治，切勿搞得草木皆兵。为了便于大家快速识别中风，临床专家特别提出了"脑卒中120"3步快速识别脑卒中方法，即"1看"：一张脸不对称、嘴巴歪；"2查"：两只胳膊抬起单侧无力；"0（聆）听"：聆听说话口齿不清。如果有以上任何症状突然发生，要尽快拨打"120"，快速送往附近有脑卒中救治能力的医院。

- **脑卒中发作，该如何应对**

脑卒中是由于脑部血管突然破裂或因血管阻塞导致血液不能流入大脑而引起脑组织损伤的一组疾病，发病急、病变快，通常在活动或情绪激动时突然发病。症状重的患者在发病时可伴有剧烈的头痛和呕吐，也可出现单侧肢体瘫痪，甚至很快进入昏迷状态。遇到这种情况，应采取以下应对措施。

1. 合理安置，防止窒息 首先须安置好患者，搀扶患者立即躺下呈平卧位,将头部稍微垫高,但不要超过30度角。检查一下患者口中是否有假牙或呕吐物,应及时取出假牙,清除口中的呕吐物,保持患者气道畅通。调整头部位置,让头部略后仰并偏向一侧,防止患者出现呕吐时因呕吐物吸进呼吸道导致窒息。解开患者的衣扣和皮带,有条件的应立即给予吸氧。

2. **呼叫急救** 安置患者的同时,应立即拨打急救电话"120",尽快送往有抢救能力的医院进行抢救治疗。如果地处偏远,急救车无法抵达,则应用担架或门板将患者安置好,尽快将患者送去医院。途中应尽量避免颠簸,保证患者平稳,千万不要背着或抬着患者赶路,因为即使是轻微的颠簸也可能加重患者的病情。

- **脑卒中后该如何实施康复训练**

除了及时救治,脑卒中后的康复训练对于患者非常重要,适宜、及时且持续进行的康复训练有助于恢复患者的受损功能。早期康复治疗可有效预防并发症的发生,最大限度地减轻功能残疾,改善预后。一般来说,在脑卒中发病后24小时就应开始康复训练。而脑卒中后的康复训练是一个长期工程,根据患者的病情差异,通常需要数月甚至数年才能恢复部分神经功能。因此,无论是患者还是家属,都应首先对脑卒中后的康复训练有正确的认识,做好长期"作战"的心理准备,树立信心,持之以恒。

脑卒中后的康复可分为急性期和恢复期两个阶段。

(1)急性期主要以抢救生命、控制病情为主,在这个阶段应注意让瘫痪的肢体保持在功能位。上肢功能位,即肩关节外展45度角,内旋15度角,使肘关节和胸部持平,拇指指向鼻子,可经常变换位置,手中可握一个直径4~5厘米的长条形轻质软物。下肢功能位包括髋关节、膝关节、踝关节的功能位。在平卧状态下,髋关节应伸直,腿外侧可放置沙袋或枕头以防止下肢外展外旋位畸形;膝关节伸直,防止屈曲畸形；足部要与小腿呈 90 度角，防止足下垂。如体位改变成侧卧位，髋关节也应变换成屈曲或伸直的位置。在病情允许的情况下，家属或护理人员可在医生指导下帮助患者对瘫痪的肢体做一些适当的被动活动，以防止肌肉痉挛和关节变形，为恢复期的功能锻炼打下基础。

（2）恢复期的康复训练则是全方位的，包括肢体功能训练、语言训练、生活活动训练、认知训练、心理康复训练等。这个阶段开展康复训练的目的，则是让患者尽可能地恢复受损的功能，争取做到能够生活自理。

1）肢体功能训练。脑卒中后，患者通常有肢体瘫痪、肌肉松弛无力、关节僵硬等症状，也是影响患者生活自理能力恢复的重要因素。为了更好地恢复受损功能，肢体康复训练一般在急性期后，病情得到有效控制后即可开始。训练者应先从恢复患者肌力开始，进行一些握力、臂力和下肢力量训练。另外，为了改善肢体的协调性，关节训练也不能放松。在锻炼早期，可以被动锻炼为主，先活动大腿、肩部等大关节，训练者可一只手握住患者瘫痪的手或脚，另一只手按住需活动的关节，帮助患者进行关节屈伸、内外旋转等活动，活动幅度应从小到大，活动速度从慢到快，循序渐进。然后再进行手臂、手腕、手指、小腿、脚腕等小关节的活动，以屈伸动作为主。下肢锻炼主要是负重和行走训练，开始时可由两人搀着或架着患者进行，而后逐渐让患者自己扶着或撑着走路，家属或护理人员需在旁做好保护。锻炼时间须保证必要的时长、频率和活动量，但应以患者不感到非常劳累为宜。

2）语言训练。语言是表达思想情感最直接的方式，部分患者在卒中后由于丧失了语言能力很容易产生急躁及悲观情绪。因此，加强语言康复训练对于增强患者信心，促进其身心健康非常重要。还需注意的是，语言康复训练并不是单纯地让患者开口说话，而是要像指导孩童学说话那样从头开始,进行听、说、读、写综合训练,同时还要根据患者的不同情况进行适当的引导训练。比如发音障碍的患者,主要存在吐字不清的问题,应从跟读复读开始,从简单字到复杂词组循序渐进。表达障碍的患者,则从平时"吃、喝、睡"等生活常用字开始,待患者恢复一定表达能力后,则应鼓励患者多说。理解能力障碍的人,往往是听力出了问题,可借助手势与语言相结合、实物与语言相结合的方式训练患者的认知能力,有助于他们更快地恢复听力和理解能力。语言训练往往是非常单调乏味的,无论是患者,还是训练者都应保持耐心,不能急躁。训练者须特别注意帮助患者培养对语言训练的兴趣,尽量与患者交谈其感兴趣的以及熟悉的话题,通过多问,引导患者多说。

3)日常生活训练。日常生活活动指一个人为了满足生活的需要每天所进行的必要活动,是维持生命最基本的活动,包括进食、梳妆、洗漱、洗澡、如厕、穿衣等。这些事情对正常人来说极其简单,而对于一个脑卒中后、肢体功能尚未恢复的人来说很可能是非常困难的。因此,家属或护理人员应给予一定的帮助,先协助患者以健康侧的肢体为主完成自己的日常生活,然后逐渐训练功能受限的另一侧肢体共同参与,力求能独立完成日常生活活动。

- **如何判断脑卒中患者的功能恢复情况**

脑卒中后患者的功能恢复评价一般指对患者的功能障碍及其活动能力做出客观评价,可作为制订和调整康复计划、评估预后和判定康复疗效的依据。以下介绍几种最常用的评价方法。

1. 肌力检测 肌力检测是测定人体运动系统功能的基本检查方法,可以此评定神经、肌肉功能损害的范围及其程度。目前,临床上主要依靠医生徒手检查,通过触摸肌肉、观察肌肉活动能力和对抗阻力的情况,评定各组肌肉的肌力并予以分组评价。

评价	描述
0级（无）	无肌肉收缩
Ⅰ级（微）	仅有轻微收缩，但不能引起关节运动
Ⅱ级（差）	在减重状态下能完成全幅运动
Ⅲ级（尚可）	能抵抗完成全幅运动，但不能抵抗外加阻力
Ⅳ级（尚好）	能抵抗重力、抵抗轻微的外加阻力进行运动
Ⅴ级（正常）	能抵抗重力、抵抗充分外加阻力进行运动

2. **日常生活活动能力评定**　日常生活活动能力是康复功能评价的重要项目之一，主要从是否能独立完成或者是否需要帮助以及在多大程度的帮助下完成日常进食、洗澡、洗漱修饰、穿衣裤、控制大小便、如厕、床椅移动、平地行走、上下楼梯等活动进行综合判断。临床上，常用 Barther 指数评定和功能独立性测量来分析判断治疗与康复效果。通常可将日常生活活动能力分为5级。

评价	描述
一级	自己不能完成，生活完全依赖
二级	能完成一部分，但生活依赖明显，需在别人帮助和指导下完成
三级	能完成一些活动，但生活需要帮助，部分活动需使用辅助器械或在别人在旁指导下才能完成
四级	生活基本能自理，但动作速度、持久度和安全方面存在明显困难
五级	生活可以自理，不需要别人帮助或指导。但这种状况并不意味着患者能独立生活，因为即使其能完成个人日常生活活动，但可能依然无法胜任烹饪、料理家务等活动

- **秋末冬初，老慢支患者如何做好日常防护**

慢性支气管炎，也就是我们俗称的老慢支，是由吸烟、大气污染、病毒或细菌感染、过敏等因素引起气管、支气管黏膜及周围组织慢性非特异性炎症，也是一种常见的多发病。发病时，常出现持续性的咳嗽、咳痰，症状尤以晨起及夜晚临睡前明显，痰量清晨较多，一般呈泡沫状。有的患者可能出现气喘现象。如遇继发感染，还可出现咳嗽加重、痰量增多、怕冷发热、全身无力等。

对于有慢性支气管炎的患者，首先要戒烟戒酒；避免接触烟雾、粉尘；少吃刺激、辛辣的食物；注意保暖，防治感冒；多到户外活动，呼吸新鲜空气，适当地开展一些诸如打太极拳、散步等锻炼活动，增强自己的体质。保持居住环境的清洁舒适，保持室内通风换气，温度湿度适宜。要科学就医、合理用药，在缓解期尽量少用或不用抗生素，发病期积极配合医生治疗，如有呼吸困难、咳嗽、咳痰加重、发热、心率加快、发绀、胸闷等症状时，应及时去医院就诊。

- **冠心病患者该如何热水洗浴**

天气转凉后，热水洗浴是一件惬意的事，但也潜伏着很大的风险。当人体浸泡在热水中时，周身皮肤、肌肉和腹腔脏器里的毛细血管均扩张充血，使全身有效循环的血液量相对减少，血压下降，心、脑等重要脏器的血液供应暂时不足。对于健康人，并无大碍；但对于冠心病患者而言，热水洗浴时，在冠状动脉硬化狭窄的地方，血液流速变缓，极有可能发生凝固，形成血栓，可造成冠状动脉阻塞，引起心肌梗死，甚至危及生命。而且，一般浴室通常门窗紧闭，空气不流通，湿度高，闷热，特别是在澡堂等处人比较多，空气中的氧含量偏低，也容易诱发心肌梗死。

因此，冠心病患者最好不要去澡堂洗澡，万不得已时一定要有人陪同。即使在家洗热水澡，浴室门也不宜反锁，以便于家人随时观察情况。冠心病患者在洗澡过程中,一旦出现头昏眼花,胸闷不适,心前区隐隐作痛等先兆症状,须立即采取以下措施:①马上取平卧位,并打开门窗,让空气流通;②如果患者随身带有硝酸甘油等急救药品,可立即取一片舌下含服,以改善心肌功能;③拨打急救电话"120",在家人、旁人和救护人员的帮助下,尽快将患者就近送往医疗条件较好的医院,接受必要的抢救治疗。

(尉敏琦)

第五章 冬季养生

第一节 季节与健康

从传统的二十四节气上,冬季包括立冬、小雪、大雪、冬至、小寒、大寒6个节气。民间习惯于把"立冬"作为冬季的开始,但在气象意义上,各地入冬的时间并不一致,冬季时长也各异。比如,按照1971—2000年气候基准,上海要到公历11月28日左右(约合小雪2候)方入冬,冬季时长达120天。冬至之日,是地球北半球夜最长、昼最短的一天,从冬至之日起便进入"数九寒天"。冬季,气候寒冷,阴盛阳衰。在很多地区,冬季意味着沉寂和冷清。生物在寒冷来袭的时候会减少生命活动,很多植物会落叶,动物会选择休眠。此时,万物凋零,是万物生机潜伏闭藏的季节,也正是人体养藏的最好时刻。人体受寒冷气温的影响,各项生理功能和食欲等均会发生变化。因此,冬季养生调适的重点为:要养生。

1. **立冬** 立冬,是二十四气节中的第十九个节气,一般在每年公历11月7—8日交节。立,建始也;冬,终也,万物收藏也。此时,阳气潜藏,阴气盛极、草木凋零、蛰虫伏藏,万物活动趋向休止。传统节气以"立冬"作为冬季的开始,秋季少雨干燥气候渐过去,开始向阴雨寒冻的冬季气候过渡。在养生上应顺应自然界闭藏的规律，以敛阴护阳为根本。

（1）巧用温水、冷水和热水。人体不同部位，对温度有不同的喜好与反应，在日常养生中可灵活应用。口腔内温度恒定，而人的牙齿只有在35℃左右的恒定温度下才能保持正常的新陈代谢，若牙齿频繁遭受骤冷骤热刺激，容易引起牙龈出血、牙周炎、牙龈炎等牙周疾病。因此，应养成用35℃左右的温水漱口的习惯，有利于牙齿及牙龈健康。而冬天，宜用冷水洗脸，有利于改善面部血液循环，增强皮肤弹性和肌体御寒能力。人体足部的穴位很多，在热水浸泡下可舒筋活络，加速血液循环，起到防病治病的作用。因此，自立冬起，老年人宜每晚睡前使用40～45℃的热水泡脚，既能解乏，也有助于睡眠。

（2）做好头部、背部、足部保暖。头部裸露在外，容易在寒冷刺激下导致血管收缩、肌肉紧张，诱发头痛、感冒、胃肠不适等疾病。背部受凉，除了让人感觉腰酸背痛外，还可通过颈椎、腰椎影响全身肌肉关节以及脏腑功能，引发各种不适。足部远离心脏，毛细血管供血相对不足，皮肤脂肪层又薄，极易受寒。中医学认为：足部穴位丰富，连通着全身五脏六腑。足部受凉，会影响各系统及器官功能，降低机体对细菌、病毒的抵抗力，使人生病。老年人本身各系统、器官功能逐渐减弱，体质较差，又多患有各种慢性病，更应注意头部、背部、足部这3个重点部位的保暖。

2. 小雪　小雪，是二十四节气中第二十个节气，一般在每年公历11月22日或23日。"小雪"节气，其意义不同于日常天气预报中所说的"小雪"。这个节气反映了该时期的气候特征，此时寒潮和强冷空气活动频数较高。上海也在此时真正进入冬天。小雪后，天气时常是阴冷晦暗的，人们的心情也会受到影响，容易引发或加重抑郁症状。因此，在这个节气，老年人应注意调适心情，多参加户外活动。

（1）适当进补。小雪节气是进补的好时节，有助于平衡阴阳，增强体质，为来年打好基础。这个时节，很多老年人喜欢开始张罗各项进补事宜。但盲目进补，过度进补，反而不利于健康。进补时，首先要注意是否符合进补的条件，虚则补，同时还应分清补品的性能和适用范围，并配合吃些性冷的食物，如萝卜、松花蛋等。进补应适当，宜食补为宜，可吃些温补益肾的食物，比如温补食物有羊肉、牛肉、鸡肉等，益肾食物有腰果、芡实、山药、栗子、白果、核桃等。如进食过多高热量的补品，容易导致胃、肺火盛，出现上呼吸道、扁桃体、口腔黏膜炎症或便秘、痔疮等。

（2）谨慎使用取暖物品，防止低温烫伤。随着天气转冷，老年人开始用电热毯、热水袋、暖风机等取暖物品，此时须注意防止低温烫伤。冬天，人体皮肤对外界温度的感受能力变得迟钝，敏感度下降，尤其是在熟睡时更不容易觉察热水袋、电热毯对皮肤的灼伤。因此，老年人一定要谨慎使用各种取暖物品，在睡眠时最好不要使用。

（3）适当调节室内空气温度和相对湿度。进入冬季，人们室内活动明显增加，此时室内空气温度、相对湿度等环境因素就变得尤为重要。在开了空调或者取暖器后，老人们往往不舍得暖气外漏，通过长期密闭门窗保持室内温度恒定，其实这个做法并不科学，也不利于健康。室内温度处于不断变化的状态下，才能更好地刺激人体生理温度感知系统，从而提高人的生理温度调节能力，增强人体自我保护能力。因此，应适当开窗通风，调整空调温度设置，保持室内适宜的温度和相对湿度。

3. 大雪 大雪，是二十四节气中的第二十一个节气，一般在每年公历12月6—8日交节。节气大雪的到来，也就意味着天气会越来越冷，降水量渐渐增多。大雪和小雪、雨水、谷雨、小满等节气一样，都是直接反映降水的节气。大雪节气最常见的就是降温、下雨或下雪。中医养生学认为,大雪是进补的大好时机,宜通过养精神、调饮食、练体型、适温寒等综合调养以强身健体。

(1) 冬令宜进补。大雪是进补的好时节,中医学素有"冬天进补,开春打虎"的说法。冬令进补能调节体内物质代谢,能使营养物质转化的能量最大限度地储存于体内,有助于体内阳气升发;还能提高人体免疫功能,促进新陈代谢,改善畏寒状态。此时进补应以富含蛋白质、维生素和易于消化的食物为主。大雪前后,正是柑橘类水果上市时节,可适当吃一些,可起到防治鼻炎、消痰止咳的作用。

(2) 吃火锅注意禁忌。冬天吃火锅已成为中国特有的饮食文化传统,但老年人应特别注意:一是生熟须适宜。涮烧食物时,不宜为一味追求鲜美而涮得过生,不仅不利于消化,且不能有效杀灭生肉、生菜上的细菌、病毒,容易引起胃肠不适。但也不宜过熟,煮得太烂太熟,容易破坏食物中的维生素和氨基酸等营养成分,也影响口感。二是调味应适中。太咸,不利于血压控制;太辣,容易刺激胃黏膜,引发胃病及皮肤疾病。患有痛风症、肾结石和尿毒症等疾病的老年人,吃火锅更要慎重,尤其不能边吃火锅、边喝啤酒,可能会引起血液中尿酸含量急剧升高,导致疾病复发或症状加重。

4. 冬至　冬至,是二十四节气中的第二十二个节气,一般在每年公历 12 月 21—23 日交节。冬至是北半球白昼最短的一天。冬至后,白昼渐长,阴气盛极而衰,阳气开始萌芽。冬至不仅是自然意义上的节气,也是中国民间重要的传统节日,民间有"冬至大如年"的说法。也有人将冬至称为"亚岁"或"小年"。中医学素有"气始于冬至"的说法。也就是说从冬季开始,生命活动开始由衰转盛,由静转动。因此,冬至是养生的大好时节。在这个时节,老年人尤其要注意调理身体,以保证旺盛精力,延缓衰老。

(1) 饮食宜多样。冬至时节饮食宜多样,应注意谷物、肉类、瓜果蔬菜的合理搭配,可吃些诸如狗肉、羊肉、牛肉等御寒食物,以提高机体的抗寒能力。老年人应特别注意补充钙质,可适当选用一些高钙食品。

(2) 坚持体育锻炼。俗话说:"冬天动一动,少闹一场病;冬天懒一懒,多喝药一碗。"冬季坚持参加户外锻炼,可使身体受到寒冷的刺激,引起血管收缩和肌肉紧张,从而使心跳加速、呼吸加深,促进新陈代谢;同时,可使大脑皮质兴奋性增强,有利于体温调节,增强人体的御寒能力。但是,对于体质较弱的老年人来说,冬季锻炼时应特别注意天气条件,如遇大风、大寒、大雪及雾霾等恶劣天气,宜改在室内进行适度锻炼。到户外锻炼时,须做好防寒保暖工作,运动间隙应注意穿上外套;运动后如有出汗,应及时擦干汗水,换上干软的内衣。

(3) 冬季洗浴注意防止皮肤干燥。冬季,人体血管经常处于收缩状态,汗腺、皮脂腺分泌明显减少,容易出现皮肤瘙痒、红肿,严重者会有不规则的皲裂或脱皮。老年人皮肤功能退化,更容易出现皮肤干燥。因此,冬季,老年人洗澡不宜太频繁。洗澡前最好喝一杯温开水;洗澡时水温不宜过高,搓揉身体不宜用力过大,应尽量选用含有滋润成分的沐浴液;洗完澡,最好在比较干燥的部位涂一些滋润的护肤霜。

5. 小寒　小寒,是二十四节气中的第二十三个节气,一般在每年公历1月5—7日交节。小寒与大寒、小暑、大暑、处暑一样,都是反映气温变化的节气。民间有"冷在三九"的说法,由于隆冬"三九"恰在小寒节气内,因此有"小寒胜大寒"的说法。从气象记录上看,小寒是全年二十四气节中最冷的节气。这时候,从生活到养生,都有许多需要讲究的地方。

(1) 注意防寒抗寒。小寒时节,天气寒冷,老年人应在此之前就做好防寒抗寒准备,储备食物和衣物,做好日常保暖。寒冷时节,冰冷的墙壁、地面等很多物体都会发出冷辐射,如果靠得太近,容易导致局部组织血液循环障碍,神经肌肉活动变缓,全身也会感觉特别寒冷。如果原就患有心脑血管疾病、胃肠道疾病，此时可能造成疾病复发或病情加重。因此，在这个时节，老年人尤其要注意防寒抗寒，远离过冷的墙壁或其他物体。

（2）保持冬日居室健康。天气寒冷，居室内外温差大，门窗上容易积留水蒸气。若长时间紧闭门窗，温暖潮湿的室内环境会加快室内细菌繁殖，侵害人体健康。因此，即使在寒冷的季节，每天也应保证开窗通风的时长和频次，保持空气流通与清洁新鲜。厨房、卫生间更是重点，应时刻保持通风、干燥，防止真菌滋生。

（3）注意肩部保暖。很多老年人常有肩周不适的困扰，在寒冷天气往往症状加剧，苦不堪言。这与老年性退行性变化有关，多因年长体弱、肩部劳损，或受风湿侵袭导致肩部活动减少所致。冬季天气寒冷，经常会因睡觉时不慎将肩部露在被外受冻而导致症状加剧。老年人应特别注意肩部保暖，坚持体育锻炼，保证肩部活动量。另外，应防止肩部劳损，避免突然进行高强度劳动或搬运过重的物体，以防止肩部扭伤。

（4）进补有讲究。养生中，小寒时节以进补为主，也是进补的最佳时节，但进补并不是一味地大量食用滋补品就可以了。冬季进补很有讲究，应注意针对性。按照传统中医学理论，滋补分为补气、补血、补阴和补阳。补气主要针对气虚体质，补血主要针对血虚体质，补阴主要针对阴虚体质，补阳主要针对阳虚体质。而且，进补也应注意一定的节制性。

6. **大寒** 大寒，是二十四节气中的最后一个节气，一般在每年公历1月20—21日交节。与小寒一样，大寒也是表示天气寒冷程度的节气。大寒，是天气寒冷到极点的意思。冬三月是生机潜伏、万物蛰藏的时令，此时人体的阴阳消长代谢也处于相当缓慢的时候。大寒时节的养生，尤要着眼于"藏"。

（1）宜早睡晚起。大寒节气，自然界阳气闭藏，人们的起居作息也应注意保养内守的阴气。中医学认为,子时(23点～凌晨1点)是一天中阳气最弱、阴气最盛的时候,此时睡眠最能养阴,养生效果最佳。大寒时节,应早睡晚起,最好在每天21点～23点间休息入眠,保证子时睡眠质量。

(2) 注意皮肤护理。小寒、大寒是一年中雨水最少的时段。这个时节,天气干燥,皮肤中的水分极易流失,皮肤容易发干、变粗糙,皱纹增加或加深。因此,冬季皮肤抗衰老的重点是补水,应注意保持皮肤的水油平衡,不宜一味地去油或控油。平时应注意多喝水,多吃水分充足的蔬菜、水果。

(3) 注意保暖防止冻疮。老年人因脏器老化,阳气衰弱,对寒冷刺激尤其敏感,应注意保暖,尤其要注意背部、足部保暖,增强机体抵抗力。针对手指、耳朵等容易长冻疮的身体外露部分,以及脚跟、脚趾等血液循环不良的四肢末梢,须加强耐寒锻炼,比如练习用冷水洗脸、洗手、洗脚等;要做好防寒准备,穿着要暖和,鞋袜清洁干燥,还可在容易受冻的面部、手部涂一些护肤品。

第二节 饮食起居

• 家庭如何防治尘螨侵袭

螨虫是一种肉眼不易看清的危型害虫,常引起过敏、螨虫病,也充当疾病的传染媒介。居室中的螨类种类很多,其中以尘螨最多,可诱发哮喘、支气管炎、肾炎、过敏性鼻炎和过敏性皮炎等。

家庭防螨,可从以下措施入手:①保持室内干燥清洁、通风和采光,降低室内相对湿度到50%;②经常清洗空调和空气过滤网,开窗通风,保持空气新鲜;③清洁房间时应避免扬尘,以湿扫为主或使用吸尘器;④洗涤时最好用55℃温水或在55℃温度下干燥杀虫;床垫、枕头还可以用织物密度小于螨宽度的防螨材料包裹起来；⑤避免使用地毯和充填式家具（如布艺沙发等），而使用塑料、皮革和简单的木制家具；⑥家中存放的米、面及其他粮食应保持干燥，食用糖和有糖浆成分的药物须密闭保存，也不能存放过多和放置过久；⑦居室内尽量不要使用化学杀螨剂，最好选择高效、低毒、安全的植物性杀虫剂，还能兼治室内其他害虫。

• **如何适当保暖**

在寒冷的冬天，人们，尤其是中老年人应注意在4个重点部位的保暖，祛病健身。

1. **头暖** 头部暴露，受冷风刺激，会使血管收缩，头部肌肉紧张，易引起头痛、伤风感冒，甚至造成胃肠不适、失眠等病证。因此，寒风凛冽的日子，戴上一顶又暖又软的帽子很重要。

2. **背暖** 背部受凉，除了会引起腰酸背痛之外，还会因为寒气侵袭颈椎、胸椎及腰椎脊神经影响上下肢肌肉及关节、内脏，引起各种不适。因此，对于患有老慢支、气管炎、哮喘、过敏性鼻炎、风湿病、胃炎及十二指肠溃疡、心脑血管疾病的人，以及患有高血压病的老年人而言，保持背部温暖尤为重要。

3. **膝暖** 膝关节炎的发生，与气候关系密切。因此，寒冬季节应特别注意膝关节的保暖，维持膝部的血液循环。

4. **脚暖** 俗话说："寒从脚下起。"脚部一旦受凉，即可反射性地引起上呼吸道黏膜内毛细血管收缩，纤毛摆动减慢，抵抗力显著下降。此时，原来潜伏在鼻咽部或新侵袭的病毒、细菌就会乘虚而入，并大量繁殖，使人感冒，甚至引起气管炎等疾病。因此，在寒冷的冬季，平时要注意多活动脚部，如参加跑步、竞走和其他各种体育活动；穿着保暖性能好的衣裤、鞋袜；睡觉前多用热水泡脚，保持双脚温暖。

● **冬令如何进补**

冬季寒冷,是人体"收藏"的季节,这个季节里脾胃寒凉,容易出现胃胀、胃口差等情况。冬季进补,是我国传统的防病强身、扶持虚弱的自我保健方法之一,备受老百姓青睐。

中医学认为,冬令进补能促进阴阳平衡、经络疏通、气血调和。现代医学也认为,冬令进补能提高人体的免疫功能,调节体内的物质代谢,使营养物质转化的能量最大限度地储存于体内,有助于体内阳气的升发,促进新陈代谢,不仅能改善畏寒状况,也能为来年的身体健康打好基础。老年人由于机体功能减退,抵抗能力低下等,在寒冷季节,更宜进补。

对于中老年人、体质虚弱者和慢性病患者,冬季除了食补还需要药补,但药补需要根据不同的人群、不同的年龄、不同的体质进行,根据人体寒热虚实的不同体质,药理也各不同。因此,药补不是什么药都可以吃,要分清自己属于哪一类虚症,如果进补不当反而适得其反。药补前应先请有经验的中医师诊断一下。

随着人们生活水平的不断提高,保健品的消费也水涨船高。比如,冬虫夏草近年来价格昂贵,但是冬令进补真的需要使用昂贵的药材吗?俗话说:"药证相符、大黄也补;药不对症,参茸亦毒。"因此,冬令进补,忌无病进补,使用昂贵的药材来进补;忌慕名服药,人参、冬虫夏草都不可过度滥用;忌虚实不分,对症服药才能补益身体;忌多多益善,"多吃补药,有病治病,无病强身"的观点是不科学的。过多食用补药会导致其他不良反应,如参茸类吃多了可能引起腹胀;忌以药代食,蛋白粉、维生素片等保健品取代蔬菜、肉类是不可取的;忌过于滋腻厚味,冬季脾胃虚寒,吃得过于滋腻厚味反而会给胃肠功能造成负担,应以易于消化为准则。与药补相比,日常的食补更为重要,进补效果也更佳。

老年人冬季进补，应顺应自然，注意养阳，以滋补为主。根据中医学"虚则补之，寒则温之"的原则，冬季膳食中宜多吃温性、热性特别是温补肾阳的食物，从而提高机体的耐寒能力和抗病能力。

冬季进补的最佳时机应当在冬至前后。但如果是慢性病患者需要较长时间进补，可以从立冬以后直至立春；如果体质一般不需要大补的人，则可集中在三九天进补。

冬季"食补"，应供给富含蛋白质、维生素和易于消化的食物。比如，粳米、籼米、玉米、小麦、黄豆、豌豆等谷豆类，韭菜、香菜、大蒜、萝卜、黄花菜等蔬菜，羊肉、狗肉、牛肉、鸡肉及鳝鱼、鲤鱼、鲢鱼、带鱼、虾等肉食，橘子、椰子、菠萝、荔枝、桂圆等水果。牛肉和羊肉是老人冬季滋补佳品，有强筋壮骨、滋养脾胃、兴阳温运的功效。炖羊肉时可以配上当归、黄芪、黄精等，可补气又补血，对于冬季怕冷、抵抗力差的人特别有好处。红枣、桂圆、枸杞子、胡椒等食品也有助于增强体质，可以煲汤或泡茶饮用。体质虚弱的老年人可在冬季多吃些炖母鸡、精肉、蹄筋，常喝牛奶、豆浆等，可增强体质。

下面推荐几款冬季养生汤。

（1）当归生姜羊肉汤。

功效：温中健胃、缓急止痛。

用量：当归20克，生姜30克，羊肉500克，黄酒、食盐适量。

做法：当归生姜洗净，当归用清水浸软，切片备用。羊肉剔去筋膜，放入沸水中氽烫，除去血水后捞出，切片备用。将当归、生姜、羊肉放入砂锅中，加入清水、黄酒，武火烧沸后去浮沫，再改为文火炖至羊肉熟烂，食用前调入食盐。

（2）十全大补汤。

功效：补气补血，用于气血亏虚，肝肾不足，面色萎黄，精神倦怠。寒风感冒者禁服。

用量：党参10克，炙黄芪10克，炒白术10克，酒白芍10克，茯苓 10 克,肉桂 3 克,当归 15 克,熟地 15 克,炒川芎 6 克,炙甘草 6 克,羊脊骨 500 克,生姜 30 克,葱、黄酒、花椒、食盐适量。

作法:将药材洗净,放入纱布中,用线绳扎紧。羊脊骨洗净后放水中氽烫,捞出备用。砂锅中注入清水,武火烧沸,放入羊脊骨、葱、姜、花椒和中药包,烧沸后文火煲 2 小时,食用前调入少许盐。

(3)羊肉萝卜汤。

功效:驱散寒冷、温暖心胃。

用量:羊肉 400 克,萝卜 300 克,生姜、葱、料酒、盐适量。

作法:羊肉洗净切片,氽烫后备用,萝卜洗净去皮,将姜、萝卜、羊肉放入砂锅中,加入清水、黄酒,武火烧沸后去浮沫,再改为文火炖至羊肉熟烂,食用前调入食盐。

- **冬季食补,须重点补充哪四类**

冬季寒冷又干燥,容易让人感觉疲劳,身体也不自觉地开始慢慢变懒,这会对身体带来严重的影响。这时,该如何更好地养生、要多吃什么才能更好呢?

(1)多补充含蛋氨酸和无机盐的食物。蛋氨酸可通过自身的作用提供耐寒适应所需要的甲基,达到耐寒的效果。寒冷天气使人体尿液中肌酸的排出量增多,脂肪代谢加快,而合成肌酸及脂酸、磷脂在线粒体内氧化释放出热量都需要甲基。因此,在冬季应多摄取含蛋氨酸较多的食物,如芝麻、葵瓜子、酵母、乳制品、叶类蔬菜等。有研究表明,人怕冷与饮食中无机盐缺少有关。所以冬季应多摄取含根茎的蔬菜,如胡萝卜、百合、山芋、藕及青菜、大白菜等。人体内钙含量的多少可直接影响人体心肌、血管及肌肉的伸缩性和兴奋性,补充钙也可提高机体御寒性。因此,冬季应多补充含钙量较多的食物,如牛奶、豆制品、虾皮、海带、发菜和芝麻酱等。

(2)多吃些富含维生素 B_2、维生素 A、维生素 C 的食物。寒冷气候使人体氧化功能加强,机体维生素代谢也发生了明显变化,容易出现皮肤干燥、皲裂和口角炎、唇炎等症状。所以,冬季应及时补充维生素,多吃富含维生素 B_2 的食物,如动物肝脏、鸡蛋、牛奶、豆类等;多吃富含维生素 A 的食物,如动物肝脏、胡萝卜、南瓜、红心红薯等;多吃富含维生素 C 的食物,如新鲜蔬菜、水果。

(3) 多吃温性、热性特别是温补肾阳的食物。冬季气温低,阴盛阳衰,人体因为受寒冷气温的影响而应该多吃些祛寒就温的食物,如肉类、蛋类、果仁类等补气填精、滋养强壮的食品。

(4) 多补充热源食物,包括碳水化合物、脂肪、蛋白质,其中尤其应注意补充富含优质蛋白质的食物,如瘦肉、鸡鸭肉、鸡蛋、鱼、牛奶和豆制品等。

- **为什么老人更应每天喝牛奶**

牛奶是最古老的天然饮料之一,被誉为"白色血液"。新鲜牛奶中含有人体新陈代谢必需的全部营养成分,营养价值很高,且易于消化吸收,进入人体后可直接被利用,因此也被认为是最"接近完美的食品"。

(1) 蛋白质。新鲜牛奶中的蛋白质是"完全蛋白质",含有人体必需的多种氨基酸,能向机体提供营养,促进新陈代谢,防御病菌侵袭,传送遗传信息。

(2) 脂肪。牛奶中所含的脂肪呈乳化状态,具有良好风味,又容易消化吸收,能为机体提供能量,保护机体。

(3) 碳水化合物。鲜奶中的碳水化合物只是乳糖。乳糖在肠道中既能促进钙、铁、锌等矿物质的吸收,提高其生物利用率;又能促进肠道乳酸菌,特别是双歧杆菌的繁殖,改善人体微生态平衡,促进肠道细菌合成 B 族维生素。

(4) 维生素。牛乳中几乎含有人体所需的各种维生素。牛乳是

B族维生素的良好来源,可提供相关数量的维生素B_2、维生素B_{12}、维生素A、维生素B_6和泛酸。维生素A能促进正常的生长和繁殖,维持上皮组织和视力正常;维生素D能增加造骨细胞的钙化能力;维生素E能抗氧化、抗衰老;维生素C能抗坏血病;维生素B能促进皮肤新陈代谢。

(5)无机盐与矿物质。鲜奶中所含的无机盐是人体预防疾病发生的必需物质。另外,牛奶中富含钙、磷、钾、硫、镁等常量元素及铜、锌、锰等微量元素,对促进老年人的健康极有益处。比如,牛奶中的钙是活性钙,是人体最易吸收的钙源,而且牛奶中的维生素D又能促进钙的吸收。牛奶中的钾能使动脉血管在高压时保持稳定,减少心脑血管疾病的发生。镁元素能增加心脏的耐疲劳性,锌元素能加快伤口愈合。

喝牛奶虽好,但也要注意方法。要使牛奶充分发挥其应有的作用,喝牛奶时应特别注意几个"小细节"。①不要空腹喝牛奶。空腹喝牛奶,胃肠道蠕动较快,食物会很快被排到大肠,牛奶中的营养物质得不到充分吸收利用。因此,喝牛奶之前,最好先吃点馒头、面包等食物。②不要大口喝牛奶。喝牛奶宜小口慢饮,可使牛奶中的蛋白质和体内的胃酸充分接触,形成细小的凝块,有利于消化吸收。

- **如何将火锅吃出营养和健康**

冬令时节,人们喜欢吃火锅。一家人围锅而坐,边烹煮,边品尝,其乐融融。

火锅好吃,也得注意营养和健康。火锅的原料都是生的,基本上以海鲜、蔬菜、豆制品为主,虽然低脂、高蛋白,且含有锌、铁、硒、碘等大量微量元素,但如果只是烫一下就入口,食品卫生的问题引人担忧。因此,火锅原料要新鲜,加工过程也须清洁干净,烫吃时尤要煮熟烧透,不要贪图生嫩而吃半生不熟的食品,宁可涮的时间长一点,食物老一点,也要安全、卫生、健康地吃火锅,以免引起食物中毒和腹泻等肠胃病。

火锅好吃,也并非人人都适宜。火锅的调料是花椒、辣椒、丁香等一些辛辣品。中医学认为,辛辣可助火伤阴,平素阴虚火旺体质的人,容易上火并患有慢性肝炎、牙痛、慢性胃病者,应尽量慎吃火锅,最好少吃或不吃,或在使用火锅时改用以姜末、味精、食醋等无过分辛辣味的原料为火锅调料。

- **新鲜蔬菜、水果对心脑血管有多重要**

新鲜蔬菜、水果是人类平衡膳食的重要组成部分,也是维生素、矿物质、膳食纤维和植物化学物质的重要来源。《中国居民膳食指南》针对 2 岁以上的所有健康人群提出了 6 条核心推荐,其中针对蔬菜、水果摄入方面,建议大家每餐都要有蔬菜,保证每天摄入 300～500 克蔬菜,其中深色蔬菜应占一半以上;天天都要吃水果,保证每天摄入 200～350 克新鲜水果。

新鲜蔬菜、水果含有丰富的维生素和无机盐,其中具有刺激血溶纤维蛋白的活性成分,具有扩张血管、改善血液循环的作用;所含的高纤维素还能抑制脂质吸收。循证研究发现,提高蔬菜、水果摄入量,可维持机体健康,有效降低心血管疾病、肺癌和糖尿病等慢性病的发病风险。每天保证摄入足量的蔬菜、水果,对老年人尤为重要。

为保证每天摄入足量的蔬菜、水果,获取丰富的营养素,老人们可根据自身条件采取以下措施。

(1) 适当食用生食类蔬菜。老人应多吃水果,如果不能保证每天吃到水果,也可适当吃一些可生食的蔬菜,比如西红柿、黄瓜等,以保证新鲜蔬菜、水果的摄入量。适合生吃的蔬菜,还可以作为饭前、饭后的"零食"和"茶点",既能保持蔬菜的原汁原味,还能带来健康益处。

（2）适当减少畜禽肉类食品的摄入。为保证每天摄入充足的营养物质，多吃新鲜蔬菜、水果，也是减少能量摄入的好方法。

（3）尽量多吃深色蔬菜，深色叶菜应占蔬菜总量的一半以上。深色蔬菜品种繁多，因其所含色素物质的不同而呈现绿色、红色、橘红色、紫红色等不同颜色。深绿色蔬菜有菠菜、油菜、芹菜叶、空心菜、莴笋叶、韭菜、西兰花、茼蒿、芥菜等，橘红色蔬菜有西红柿、胡萝卜、南瓜、红辣椒等，紫色菜有紫甘蓝、红苋菜。除了颜色，不同的深色蔬菜还分别含有叶绿素、叶黄素、番茄红素、花青素、β-胡萝卜素等营养素，具有浅色蔬菜所不具备的营养优势、独特风味及香气，不仅能促进人的食欲，还具备一些特殊的生物学活性。因此，应尽量多吃深色蔬菜。而且为了保证不同营养素的摄入，在摄入量充足的前提下，还应注意摄入品种的多样性，以保证营养摄入的多样性。

（4）新鲜水果宜直接食用，最好不要榨汁喝。由于水果中所含维生素等营养物质很容易流失或被氧化降解，水果的色香味也极易在食物加工过程中被改变，如果将新鲜水果榨汁后饮用，营养素会有所损失，而达不到补充营养素的预期效果。因此，如果老人的咀嚼能力及消化吸收能力尚可的情况下，摄入新鲜水果时最好是洗净后直接食用，尽量减少加工环节。当然，对于咀嚼能力欠佳或消化吸收能力不好的老年人来说，饮用鲜榨果汁确是补充营养素的方便之举，建议不要轻易丢弃果渣，可一并食用。果渣中富含膳食纤维，可促进肠道蠕动，改善消化。

- **饮食中要怎么做，才能实现低盐又可口**

心脑血管疾病的发生与我们很多不健康的行为和生活习惯密切相关。盐摄入量过多是诸多不健康生活方式的其中一个，高盐饮食被公认为是引起高血压的三大原因之一。减少食盐摄入，在烹饪时做出既低盐又可口的菜肴，成为大家越来越急需获得的新技能。现在就介绍几个实用有效的招儿。

（1）使用盐勺。老人在烧菜时，常常习惯于通过尝味道来判断食盐量的多少，其实这个方法并不科学。尤其是老人一方面味蕾敏感性降低，往往偏向于吃咸；另外，高盐饮食可能会增加舌尖感觉，让人误认为口感好了。但这恰恰会增加心脑血管疾病的潜在风险。因此，建议使用盐勺，能更客观地测量用盐量，做到心中有数。

（2）选用低钠盐。钠能在体内吸收水分，使水分聚集于血管中，血容量加大，心脏负担加重，血管壁受压增加；过多的水分聚集在血管细胞内，使细胞水肿而导致血管腔狭窄；体内钠增多会使血管内一些缩血管物质的敏感性增强，血管收缩。如是种种，均能导致血压上升。与普通钠盐相比，低钠盐含钠较低，而含钾增加。因此，使用低钠盐，有助于改善人体钠、钾平衡。但是肾功能减退或血钾偏高的患者则应慎用。

（3）推迟放盐的时间。炒菜时，尽量推迟放盐的时间，比如等临近出锅前再放盐，这样盐分既能均匀地散在菜的表面，不影响口感，又能减少盐分渗入菜中，从而减少食盐的摄入量。

（4）改变烹饪习惯。多采用蒸、烫等烹饪方式，新鲜水产品可采用清蒸的方式，黄瓜等生食菜可直接凉拌食用。煲汤时可用蘑菇、木耳等提色提鲜，而少放食盐或味精等。

（5）选用替代品。有些蔬菜本身就具有强烈风味，比如西红柿、洋葱、香菇等，可与其他味道较清淡的食物一起烹煮，以改善口味。另外，米醋也是调味佳品，灵活运用糖醋风味菜或醋拌凉菜，既能弥补咸味不足，又能促进食欲。

- **寒冬季节，如何长跑锻炼才健康**

长跑是冬季运动的最佳项目。通过长跑，不仅能锻炼身体，增强体质，提高心肺功能，提高对外界环境和气候的适应能力，提高免疫力和抗病能力，而且能振奋精神，培养坚强的意志。但盲目的长跑锻炼，也可能对健康造成不良影响。因此，在进行冬季长跑锻炼中，应该注意以下问题。

（1）须根据自己的身体状况、运动能力、健康水平等，合理安排运动量。特别是在长跑的初始阶段，尤其要注意遵循循序渐进的原则，运动量不宜过大，而应逐渐增加。

（2）冬天气温低，喜欢长跑锻炼的人穿着不能太单薄，尤其须注意对上腹部的保暖，以免受凉感冒或引起胃部不适。

（3）出门前，最好喝一杯温开水，以补充体内水分和降低血浓度，促进血液循环和新陈代谢。

（4）跑步前必须做一些准备活动，如扩胸、扭腰、压腿、转踝等，将身体尤其是四肢关节活动开来。有些人一出门就马上开跑，这是个不好的习惯，因为身体尤其是关节都没准备好，突然起跑很容易受伤。

（5）长跑属于有氧运动，跑得越快或越久，人体对氧的需求就越大。因此，调整好呼吸和跑步的节奏很重要。呼吸节奏因人而异，一般是2～3步一呼、2～3步一吸，呼吸要口鼻同时进行。

（6）跑步时要注意技巧，肢体活动要协调平稳，用前脚掌或前脚掌外侧着地，然后过渡到全脚掌着地。这样既能减少膝关节损伤，又可节省体力，提高速度。

（7）进行长跑锻炼，人体消耗比较大，因此须适当加强营养，多吃鱼、肉、蛋等富含蛋白质的食物，还要多吃新鲜蔬菜、水果，补充维生素和矿物质。

- **冬春季节，如何科学晨练**

冬春季节气温低，也是心脑血管疾病的高发期。因此，老年人进行晨练时尤应注意。

1. **须选择合适的锻炼时间** 冬春季节清晨地面温度低于空间温度,接近地面的污浊空气不宜稀释扩散,空气清洁度相对较差,尤其在上午8点钟以前。因此,冬季晨练宜迟不宜早,锻炼的最佳时间是上午9点钟以后。

2. **须选择合适的锻炼场所** 不宜在煤烟弥漫、空气污浊的庭院里进行健身锻炼,应选择向阳、避风的地方。如遇雾天,则不宜在室外锻炼,但在室内锻炼时,也须注意通风,保持室内空气新鲜。

3. **须选择合适的运动项目** 对于老年人来说,散步、慢跑、骑自行车、打太极拳等均是比较适宜的锻炼形式,同时须注意在运动前进行一些必要的热身活动,如伸展、弯腰、下蹲等。但有些动作却不宜做。如,倒立,较长时间的低头或后仰,骤然前倾身体、弯腰,翻跟斗、劈叉等,还有屏气,快速反复下蹲起立,以及快跑等。

4. **不要带病锻炼** 如有频繁咳嗽、多痰、咽痛、鼻塞、喉燥、流鼻涕、发热或胸闷等不适症状,就不要进行剧烈的室外体育锻炼,应选择散步、做操等轻微运动。如头一天晚上没睡好,睡觉的时候体力没有得到恢复,则不要勉强晨练。因为这样的运动不是锻炼身体,而是消耗身体。老年人是晨练的主力军,冬季晨练时还要特别提防心脑血管疾病发作。患有心血管系统疾病的老年人,在冬春季节参加运动锻炼时应备好药物和手机。若发生心绞痛应立即停止锻炼,切勿紧张,坐下或半卧位休息片刻,舌下含服硝酸甘油以缓解疼痛。

5. **晨练前先进食** 空腹晨练对于老年人来说,是一种潜在的危险。睡了一晚上,能量储备不足,尤其是老年人的肝糖原储备能力比较差,容易发生低血糖,在运动中容易出现头昏、乏力等不适症状。老年人在晨练之前可吃一些松软、可口、温热的食物,如热豆浆、热牛奶、点心、藕粉、发糕、粥和燕麦片等。

6. **运动时须适时增减衣服** 老年人体质较弱,体温调节能力较差,锻炼时着装臃肿出汗多容易伤风感冒,所以随着活动的增加因酌情脱减衣服。

7. 运动后不易立即洗热水澡　运动使肌肉血管扩张,血流量增加,而内脏血管相应收缩以维持肌肉血量,这时洗热水澡则会使皮肤肌肉血流量继续增加,而内脏尤其是脑部的血量进一步减少,容易出现脑缺血而晕倒。

● **冬季健身须注意什么**

1. 热身活动要充分　气候寒冷,人体各器官系统保护性收缩,肌肉、肌腱和韧带的弹力和伸展性降低,肌肉的黏滞性增强,关节活动范围减小,再加上空气湿度较小,所以使人感到干渴烦躁,身体发僵,不易舒展。为了防止肌肉拉伤、关节扭伤,冬季进行健身锻炼时,尤其是在室外,首先要做好充分的热身活动,通过慢跑、徒手操和轻器械的少量练习,使身体发热微微出汗后,再进行健身运动。

2. 衣着厚薄要适宜,及时增减　冬季进行健身运动,开始要多穿些衣物,穿着衣物要轻软,不能过紧,热身后,就要脱去一些厚衣服。锻炼后,如果出汗多应当把汗及时擦干,换去出汗的运动服装、鞋袜,穿衣戴帽,防止热量散失。在室外进行健身锻炼更要注意保暖,锻炼完后身体发热较多,总想凉快一下,但切不可站在风大的地方吹风,而应尽快回到室内,擦干汗水,换上干净衣服。要特别注意足部保暖。俗话说:"寒从脚下生",由于人的双脚远离心脏,血液供应较少,加上脚的皮下脂肪薄,保暖性差,所以,冬季在室外进行健身活动特别容易感到脚冷。若头、背、脚受冷,冷空气从皮毛和口鼻侵入肌体,不但影响健身锻炼效果,还会感冒生病。

3. 环境要舒适　冬季人们习惯把健身房的窗子关得紧紧的。但是密闭空间内空气流通不畅,供氧不足,人们在这样的环境中进行健身锻炼,容易出现头昏、疲劳、恶心、食欲不振等症状,不仅达不到预期的锻炼效果,反而可能因此而生病。因此,在室内进行锻炼时,一定要保持室内空气流通、新鲜。如在室外进行锻炼,一定要注意天气状况,如空气质量不佳、大风大雪或者气温过冷,则暂时不宜在室外锻炼,应尽快选择向阳,避风的地方。

4. **锻炼方法要合适**　冬季寒冷,身体的脂肪含量较其他季节有所增长,体重和体围相应增加。因此,冬季健身要适当提高锻炼的强度和力度,增加动作的组数和次数,同时增加有氧锻炼的内容,相应延长锻炼时间,以改善功能,发展专项素质,消耗体脂,防止脂肪过多堆积。另外,锻炼间隙也要适当短一些,尤其是在室外应避免长时间站立于冷空气中。如果间隙时间过长,体温下降,容易使肌肉从兴奋状态疲惫下来,黏滞性增大。这样,不但会影响锻炼效果,还容易在进行下组练习时受伤。

- **老年人洗澡时应注意什么**

定期洗澡是讲究个人卫生、保持皮肤清洁的一个重要方式。老年人皮脂腺、汗腺功能较差,皮肤屏障作用减退,皱纹增多,污垢容易存留在皱纹内,产生酸性物质,刺激皮肤末梢而发痒。因此,老年人更应定期洗澡,保持皮肤清洁,防止感染。而且,洗澡能促进血液循环,加速机体新陈代谢,能增进健康。当然,在寒冷季节,老年人洗澡时还须注意方法。

1. **洗澡前最好先吃点东西**　老年人体内糖原储存量比年轻人少,饥饿状态下洗澡,容易因为血糖过低,发生低血糖性晕厥,出现意外。因此,老年人在洗澡前,最好先吃点食物,不要在空腹状态下洗澡。

2. **吃得过饱也不宜洗澡**　饱餐后,消化器官处于"马力全开,全速运作"的状态,这时胃肠道蠕动、消化腺分泌消化液,都需要大量血液供应。如果饱餐后立即洗澡,一方面由于外周气温升高,皮肤毛细血管扩张,外周血液容量增加。另外,再加上肢体活动,能量消耗量

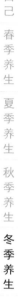

加大，血液需求量也增加。此时，消化道内的血液则被迫减少，影响胃肠道蠕动和消化液分泌，导致消化不良。因此，饱餐后最好不要立即洗澡，一般在用餐半小时后洗澡为宜。

3. 洗澡水温不宜过高，时间不宜过长　老年人普遍怕冷，皮肤对温度的敏感度不足，因而喜欢洗烫水澡。洗烫水澡可使皮肤毛细血管扩张，大量汗液排出，血液变得黏稠，血流变缓，加重心脏负担。时间过长，容易出现晕厥等意外。所以，老年人须尤为小心，特别是患有心血管疾病的老年人，最好不要洗烫水澡，洗澡时间不宜过长，以防出现心血管意外。

4. 在公共浴场洗澡，尽量选择淋浴　近年来，大小城市兴起了不少新型浴场。这些公共浴场在寒冷季节尤其受到老人们青睐，不少老人常喜欢在其中的集体澡池里泡上一阵。但是，集体澡池内的卫生状况常常得不到保证，池内细菌、病毒及各种传染源较多，老年人本身皮肤屏障及机体抵抗力较弱，相对更容易感染上各种传染病及皮肤病。因此，老人在公共浴场洗澡时，选择淋浴更为适宜。

5. 注意皮肤护理　老年人皮脂腺分泌功能降低，皮肤容易干燥，因此尽量不要选用洗衣皂或刺激性过强的肥皂洗澡，最好选择对皮肤刺激较小的弱碱性或中性的香皂及沐浴露。洗澡后，可涂一些滋润的护肤用品，可防止皮肤过于干燥，减少皮肤开裂、瘙痒。

● **如何进行皮肤保养**

1. 保持皮肤滋润，科学洗浴　冬季洗浴有四忌：忌太勤、忌水过烫、忌揉搓过重、忌肥皂碱性太强，否则极易破坏皮肤表层原本不多的皮脂，让皮肤更为干燥，还容易出现发痒、皲裂。老年人皮脂腺分泌功能降低，更须做好皮肤养护，既要勤洗澡，也要适当控制洗澡次数，以每周2~3次为宜。洗浴后可擦些滋润的护肤品，以保持皮肤湿润，防止皮肤表层干燥、脱落。

2. 保温防寒　冬季气温低下，手、头、颈部等皮肤裸露部位极易冻伤。双脚远离心脏，血液供应较少，加上脚的皮下脂肪薄，保暖性差，也容易受冻。而且，若头、背、脚受冷，冷空气从皮毛和口鼻侵入肌体，容易导致感冒生病。因此，应特别注意这些部位的防寒保温，可围围巾、戴手套和耳套、穿棉鞋，还可随时摩擦双手及耳朵，适时进行健身锻炼。忌穿潮湿的衣服、鞋袜，洗手洗脸后应先揩干才可外出。

3. 避免使用劣质护肤品　劣质护肤品因质地不纯或含铅多，对皮肤有毒害作用。有些护肤品还含有某些易致过敏的香料，容易引发过敏，甚至使皮肤色素增加，对皮肤造成伤害。寒冷季节，皮脂分泌少，皮肤抵抗力下降，使用劣质护肤品更易遭受伤害。

4. 穿着宜柔和透气　冬寒穿衣较多，若不注意穿着，极易因为身体与衣服之间、衣服与衣服之间不断摩擦产生的静电刺激皮肤，从而加剧皮肤干燥、瘙痒。因此，冬季应尽量选择由纯棉、真丝等不易产生静电的面料做的衣服，尤其是内衣、内裤、衬衫等贴身衣服更应注意。同时，还应注意衣服搭配，比如穿了涤纶衬衫就不要再穿腈纶毛衣，里面穿了合成纤维的衣服，外面就不宜再穿绝缘性的涤纶外衣，以防止产生静电。

5. 加强锻炼　寒冷天气，应注意加强皮肤锻炼，增强皮肤的适应能力，以适应寒冷的环境。可进行冷水浴、空气浴、日光浴、按摩等，或者坚持洗冷水脸，冷水擦身。

6. 注重食物保健　当人体缺乏维生素 A 时，皮肤会变得干燥，有鳞屑出现，甚至使皮肤出现棘状丘疹，因而冬季宜多吃些富含维生素 A 的食物，如猪肝、禽蛋、鱼肝油等。人体缺乏亚油酸时，皮肤也会变得干燥，鳞屑增厚。因此，可常吃芝麻、黄豆、花生等富含不饱和脂肪酸的食物。同时，有的食物会使原本患有某种皮肤病的人病情加重，得尽量少吃，比如患有化脓性皮肤病的人应少吃甜食、少喝酒；患瘙痒性神经功能障碍性皮肤病的人应少吃辣椒、葱、蒜、酒、浓茶，这些食物容易导致皮肤瘙痒症状加剧；患有疱疹性皮炎病的人应少吃海带、面食，避免发生碘过敏。

第三节　疾　病　防　护

- **如何防止煤气中毒**

寒冬季节，也是煤气中毒的高发季节。家中管道煤气漏气、燃煤取暖或做饭的煤炉烟囱不畅通、老式热水器排风有缺陷时，如果门窗紧闭，造成通风不畅，就很容易发生煤气中毒。煤气中毒，重在预防，具体需注意以下事项。

（1）在进行房屋装饰时，一定要注意煤气器具的质量，并规范安装。切勿私接私装，如万不得已则需经煤气公司检验，合格后才能使用。

（2）引起煤气中毒的原因很多，文火煮烧时汤水溢出造成熄灭、热水器小火时被风吹灭等，是引起煤气中毒最常见的原因。在使用煤气时，要时刻保持警惕，注意橡皮管老化，并安装强排风热水器。

（3）若房间空间太小，使用煤气取暖器时会消耗大量氧气，使空气中的氧含量下降，如果不经常开窗通风，也容易造成环境严重缺氧而引起煤气中毒。因此，即使在寒冷的冬季，也须注意适当打开窗子，使空气流通起来。

（4）一旦发生煤气中毒，要让中毒者尽快吸入新鲜空气。须立即打开门窗或将中毒者抬到室外，解开衣扣、腰带，清除口腔内分泌物和呕吐物，使呼吸道保持畅通。然后立即拨打急救电话"120"，将中毒者及时送至医院实施救治。

- **如何防止冻疮复发**

冻疮常见于冬季，由于天气寒冷引起的局部皮肤反复红斑、肿胀性损害,严重者可出现水疱、溃疡。冻疮好发于面颊、鼻尖、耳轮、耳垂和手脚,如果防治不得当,很容易每年在原患处复发。其实,冻疮也并不是不能根治,关键在于患者要有坚定的信心和坚强的意志,一丝不苟地做好防护。一般来说,保持2年不生冻疮,再配合平常的保养,就不会再复发了。

好发冻疮的部位,大多是人体或肢体的末端。暴露、易受压和血液循环差,是这些部位的共同特点。因此,保暖、改善血液循环,是预防冻疮复发的关键。

(1) 首先要加强锻炼,增强体质,改善局部血液循环,提高抵御不良气候侵袭的能力。

(2) 做好原患处的保暖工作,如戴耳套、口罩、手套、穿棉袜、棉鞋等。注意口罩和鞋袜不宜太紧,以免影响局部血液循环。

(3) 在原患处每天做2～3次自我按摩,每次6～7分钟或以局部有发热感为止。长期坚持,使局部血液循环得到改善。

(4) 对原患处防湿,保持干燥,是另一项重要任务。洗澡、洗脸、洗手或洗脚后,要及时擦干。如果手足多汗,则须及时调换手套和鞋袜,以保持干燥。

冻疮的预防工作持续时间较长,一般从每年的深秋或冻疮尚未复发时起,一直到第二年早春为止,历时数月。因此,患者需有足够的心理准备和坚定的信念,切不可半途而废。

- **如何防治手足皲裂**

在日常生活和劳动中,手掌和足底部是受到摩擦、浸渍、接触、受压最多的部位。这些部位的皮肤产生了保护性增厚,变得坚硬而缺乏弹性,加上皮脂腺、汗腺分泌较少,活动时因牵拉而容易皲裂。冬天气温降低,天气寒冷,皮肤容易干燥,手足也更容易皲裂。虽然皲裂伤口不大,但给人造成的痛苦却不小。

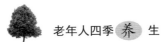

寒冷和干燥是导致手足皲裂的主要原因。因此,冬季手足防寒保暖、保持滋润很重要。①要做到手套不离身,并且必须穿棉鞋,做好手足保暖;②洗手时应该用温水,尽量少用肥皂或药皂,洗好后及时用毛巾擦干,并涂上凡士林润肤霜;③在洗菜、清洗餐具和洗衣服时,一定要戴上橡胶手套,防止因水和清洁剂等化学物质的侵袭,导致双手角质丢失油脂;④晚上睡觉前先将双手、双脚用温水浸泡约20分钟,擦干后可自行去死皮和硬茧,然后按摩10分钟左右,以加速血液循环,促进皮脂腺分泌;⑤平时要多做一些室外活动,经常摩擦手足,活动手足关节,促进血液循环,增强皮肤的耐寒能力;⑥维生素A有保护皮肤,防止皲裂的作用。因此,寒冬季节应多吃些胡萝卜、菠菜、猪肝等富含维生素A的食物。

中医学认为,皲裂也与气血不足有关。针对气血不足的问题,在饮食上,可适当食用诸如当归饮子、当归浸膏片、猪皮冻儿等进行调理。猪皮冻儿,也就是将猪皮切成块熬汤,然后加些胡萝卜块、土豆块、豆腐干、黄豆嘴(未出芽,仅有一点裂开的黄豆),大约浸泡12小时后一起煮熟,取出放凉,可存入冰箱,随取随食用。

- **冬季如何预防口角炎**

口角炎,俗称"烂嘴角",最初时口唇干燥,口角处出现红斑、水肿、渗液和结痂。转入慢性时局部黏膜皮肤湿润、皲裂、粗糙脱屑并伴有以口角向外的放射性皱纹。口角炎,不仅影响美观,也令患者痛苦不已。患者张口易出血,吃饭说话均受影响。

口角炎常因干冷气候引起。冬季气温低,气候干燥,使口唇、口角周围皮肤黏膜干裂,周围病菌乘虚而入继发感染。口唇干裂时,人们会习惯性地用舌头舔嘴唇,虽然暂时湿润,但随着水分蒸发,更加剧口角干裂。如果平时饮食中,过于喜吃精米白面,新鲜水果摄入不足,造成人体内B族维生素的缺乏,进而诱发维生素B缺乏性口角炎。

首先要克服偏食习惯,多吃富含B族维生素的食物、蔬菜和瓜果,如粗粮、黄豆、赤小豆、绿豆、豆制品、动物肝脏、牛奶、鱼类、大枣、萝卜、大白菜、西红柿、菠菜、花菜、南瓜、苹果、香蕉和梨等。

其次要注意口腔清洁,养成饭后漱口、睡前刷牙的习惯,以免食物残渣留在口腔内,滋生细菌。

保护好面部皮肤,保持口唇清洁卫生。口唇发干时,不妨涂少量甘油或油膏等,防治干裂发生,注意不要用舌头去舔。

适当补锌,治疗口角炎。可服用补锌制剂,也可适当吃一些锌含量高的食物,比如牡蛎、蛋类、瘦肉和动物肝脏等。

- **为什么心脏病在这些时候高发**

急性病的发生是内外因素共同作用的结果,内因包括人体自身的病情及心理情绪,外因则包括季节、温度、环境状况等。但我们也发现,心脏病的急性发作在时间上有一定规律。比如,在一年中,12月心脏病发作的风险最高;在一周中,心脏病多发于星期一;在一天中,早上6:00—9:00是心源性猝死发生的高峰时间。

12月份,心脏病发生风险最高,这个季节发生冠心病、心肌梗死、心肌炎等心血管疾病的概率高于其他季节,主要与天气寒冷有关。在寒冷环境下,人体的耗氧量增加,为维持正常体温,人体外周血管收缩,血管阻力增加而血压上升,导致心脏负荷增加。在这样的生理调节状态下,极易引发心绞痛、急性心肌梗死,或使原有病情加重。而且,寒冷季节,老人的户外活动相对减少;正值岁末年初各种聚会相对较多,高盐、高脂肪食物摄入较多。如是种种,都给心脑血管带来了负担。

一周中,以周一心脏病的发病风险最高,主要是心理因素所导致的。人们俗称的"星期一综合征"或"星期一焦虑症",虽不是医学意义上的疾病,却精准地反映了人们从周末的放松状态突然"刹车"转入周一紧张工作状态时,在心理和生理上产生的不适感。周一,上班族往往心理压力最大,不少老人也忙着去子女家"上班",心理压力也默然上升,容易产生焦虑情绪,心理上的不稳定也会对血管和心脏造成伤害,增加心脏病发作的风险。

一天中,早上 6:00—9:00 常被称为心脑血管发病的"魔鬼时间",发生心源性猝死的危险性极高。主要是由于一方面早晨人清醒后,机体开始一天的工作,各种生理功能被调动起来,体内各种激素水平升高,血压也相应升高;另一方面,经过一晚上代谢消耗,体内的水分未能得到及时补充,血液黏稠,血流相对缓慢,更容易发生血管栓塞。

- **怎么预防心脑血管发病**

心脑血管发病是严重威胁中老年人生命的疾病。寒冷的气温,特别是当遭受强冷空气袭击,气温变化剧烈时,冠心病、脑卒中等心脑血管疾病的发病率明显增加,病死率也随之增加。因此,在寒冬季节,对高血压、动脉粥样硬化、冠心病患者来说,须特别提高警惕,谨防发作。

首先要注意防寒保暖。在气温下降时,要及时增添衣服;衣裤既要保暖性能好,又要柔软宽松,不宜穿得过紧,以利于血液流畅。

其次,是合理调节饮食起居,不酗酒,不吸烟,不过度劳累。

保持良好的心境也很重要,情绪要稳定、愉快,切忌发怒、急躁和情绪低落、精神抑郁。

进行适当的御寒锻炼,如平时坚持用冷水洗脸等,提高机体对寒冷的适应性和耐寒能力。

随时观察和注意病情变化,定期去医院检查,服用必要的药物,控制病情的发展，防患于未然。

• **什么状况可能诱发急性心肌梗死**

心肌梗死，也称急性心肌梗死，是冠状动脉急性、持续性缺血缺氧所引起的心肌坏死。临床上，多有剧烈而持久的胸骨后疼痛，休息及硝酸酯类药物不能完全缓解，伴有血清心肌酶活性增高及进行性心电图变化，可并发心律失常、休克或心力衰竭，常可危及生命。本病在欧美最常见，中国近年来呈明显上升趋势。

急性心肌梗死多发生在冠状动脉粥样硬化狭窄基础上，由于某些诱因致使冠状动脉粥样斑块破裂，血中的血小板在破裂的斑块表面聚集，形成血块或血栓，突然阻塞冠状动脉管腔，而导致心肌缺血坏死。另外，心肌耗氧量剧烈增加或冠状动脉痉挛也可诱发急性心肌梗死。常见的诱因如下。

（1）过劳。过重的体力劳动，尤其是负重登楼、运动锻炼过度、连续紧张劳累等，可加重心脏负担，使心肌需氧量突然增加。冠心病患者由于冠状动脉已有硬化、狭窄，不能充分扩张，在过劳状况下更容易造成心肌缺血。另外，剧烈体力负荷也可诱发斑块破裂，导致急性心肌梗死。

（2）情绪激动。激动、紧张、愤怒等激烈的情绪变化也是心梗的重要诱因。

（3）暴饮暴食。进食大量高脂肪、高热量食物后，血脂浓度会突然升高，血黏稠度增加，血小板聚集性增高，在冠状动脉狭窄的基础上更容易形成血栓，诱发急性心肌梗死。

（4）寒冷刺激。突然的寒冷刺激可能诱发急性心肌梗死，这也是急性心肌梗死在冬春寒冷季节发病较高的原因之一。

（5）便秘。便秘在老年人中十分常见。临床上，因便秘时用力屏气而导致心肌梗死的老年人并不少见。

（6）吸烟、大量饮酒。烟酒刺激可通过诱发冠状动脉痉挛、心肌耗氧量增加而诱发急性心肌梗死。

• **心肌梗死有何前兆症状**

心肌梗死大多是突然发作的，无任何前兆。部分患者在发病前1~2天或1~2周会出现前驱症状，如未采取必要措施进行预防，就可能发展为急性心肌梗死。急性心肌梗死具有发病急、病情重、病死率高等特点。因此，及时发现、早期治疗对急性心肌梗死患者的预后具有十分重要的意义。即使前兆症状不明显甚至无法察觉，但只要有些蛛丝马迹，都不该掉以轻心。

（1）胸痛：胸痛是心肌梗死的典型症状和常见症状。最常见的是原有的心绞痛加重，发作时间延长，或对硝酸甘油效果变差；或既往无心绞痛者，突然出现长时间心绞痛。但并不是所有心肌梗死患者都会出现胸痛的症状，而胸痛也可能不是心脏疾病引起的。与心脏有关的胸痛通常集中于胸骨后，或中部偏左的部位。发生异常疼痛，且常发作于安静时，休息后又不疼了。

（2）突然出汗、脸色苍白：突然感觉身体不适，冒冷汗或大汗淋漓，脸色苍白，烦躁不安、焦虑，甚至有濒死感。

（3）疲惫不堪：在心肌梗死发生前或发作时可能出现疲乏症状，尤其是在女性中较为多见。

出现上述不适，均可能是心肌梗死的前兆症状，可能是心力衰竭的表现，但也可能不是心脏疾病引起的，特别容易被忽略。但出现这些症状很可能在1~2天甚至一周以内突发心肌梗死，应提高警惕，及时到医院诊治，以防发生意外。

• **老年人急性心肌梗死有何特点**

一般来说，剧烈的胸痛是心肌梗死的典型症状和常见症状，但是在老年人却不尽然。有相当一部分老年患者并不出现典型的心前区疼痛，其原因可能有很多，诸如：①老年人的感知反应相对迟钝，对疼痛刺激不敏感；②老年人大多存在脑供血不足，大脑缺血缺氧，甚至存在脑萎缩的情况，疼痛感觉下降；③心脏、血管以及神经细胞的衰老退化，血管疼痛感觉神经也慢慢遭到破坏，对疼痛变得不敏感；④老年人常常还患有老慢支、脑血栓、心力衰竭等疾病，这些病的症状往往也很严重，而在一定程度上掩盖了胸痛感觉。因此，对老年患者如果单凭胸痛情况来判断是否有心肌梗死，往往容易延误诊断，错失最佳治疗时机。

如老人本身就有冠心病史，近期出现以下情形，应高度怀疑急性心肌梗死的可能：①自诉难以形容的胸背部或上腹部不适、憋闷；②突然出现呼吸急促或呼吸困难伴心慌，不能平躺，咯白色黏痰；③突然发生面色苍白、出冷汗、四肢发冷等末梢循环不好的表现；④近期内出现不明原因的血压下降或原有高血压变成正常血压；⑤冠心病合并糖尿病的患者突然出现昏迷；⑥突然发生不明原因的抽搐、神志淡漠甚至昏迷等或出现一反常态的神志改变。

遇到上述情况，应高度怀疑急性心肌梗死的可能，可让老人卧床休息，避免情绪激动，保持安静，吸氧，可试服硝酸甘油观察症状是否有所缓解。为进一步明确诊断，应尽早到医院检查，密切注意生命体征的变化。

• **发生急性心肌梗死应该怎么办**

冬季是急性心肌梗死的高发期。急性心肌梗死有两个特点，一是"急"，病情发展非常快，十万火急；二是"死"，病情大多十分严重，病死率很高。急性心肌梗死的发作极其突然，而且心肌梗死发作后的几个小时内，也是病情最容易发生变化的时期，极有可能发生其他严重的并发症，甚至造成心脏骤停。因此，及时抢救对挽救患者生命、改善预后非常重要。如果家里有老人，尤其是有心血管疾病者，学习一些相关急救知识,是非常有必要的。面对急性心肌梗死患者,不能坐等医生的到来,也不要随意搬动患者或想把患者送往医院,就地抢救才是上策。

(1) 在发生急性心肌梗死前,绝大部分患者会有先兆症状,其中最为突出的是心绞痛开始频繁发作,且疼痛程度加剧,持续时间延长,舌下含服硝酸甘油效果不佳等。如果出现这些症状,即及时就医,则部分患者是可以避免急性心肌梗死的发生。

(2) 一旦发生急性心肌梗死,患者通常有剧烈而持续的胸痛,而且这种胸痛与以往心绞痛不同,大多没有明显的诱因,常在休息时发作。同时,还会伴有面色苍白、出冷汗、烦躁不安等虚脱症状。

(3) 凡是怀疑或确认患者发生了急性心肌梗死时,首先要使其镇静下来,卧床休息或就地取最舒服的体位休息,切忌搬来搬去。

(4) 患者需立即自行含服,或由他人帮忙含服硝酸甘油片。有条件的应及时给予吸氧。

(5) 如果患者出现脉搏、呼吸时断时续或停止,身边的人可右手握拳,向其左前胸猛烈叩击数下,以刺激心脏重新跳动。这一举措非常重要,往往可为患者争取到宝贵的时间。

(6) 在抢救患者的同时,须立即拨打急救电话"120"。急救车内配备了一整套专业的抢救设备,急救专业人员在送诊途中就能采取院前抢救措施,为医院抢救赢得时间。

- **如何正确使用救命药**

硝酸甘油属于硝酸酯类药物,可扩张全身的小静脉和小动脉,减少回心血量、降低外周血管阻力,减轻心脏的负担,降低耗氧量;同时通过扩张冠状动脉,增加心肌供氧量,从而达到迅速缓解心绞痛的目的。硝酸甘油,是心绞痛治疗史上最早的,也是迄今为止仍被公认为是最有效的药物,被广泛用于缓解各种类型的心绞痛,还可用于高血压急症和急性左心衰竭的治疗,被誉为"救命药"。但即使是救命药,也须正确使用,才能收到应有的效果。

(1) 应在胸闷、胸痛等症状出现时舌下含服。紧急时,嚼碎后含服起效更快。临时作为预防用药,可在预计可能发作前,如将要爬楼梯前含服。如作为每日的预防用药,应该口服单硝酸或硝酸异山型酯(消心痛)等,这些药物在发作时口服因起效缓慢,不能及时缓解症状。

(2) 含药后最好采取坐位或半卧位,特别是在反复多次含药的情况下尤应注意。站立位时因血管扩充容易发生低血压、昏厥,而平卧位时因静脉回流增加会加重心脏负担,延长发作时间,也不适宜。

(3) 须注意掌握剂量。部分年老体弱、血容量不足或正在服用降压药物的患者反应较为敏感,含服 1 片即可出现低血压、头晕症状。如果出现此类症状,须即刻平卧、抬高双腿,以利于缓解。一般情况下,剂量减半,可避免此类症状的发生。相反,如无明显不良反应,含服 1 片 5 分钟后胸痛仍未缓解的,可重复含服 1~2 次,每次 1 片。

(4) 服药后的不良反应有搏动性头痛、皮肤潮红、心悸、头晕、低血压等,一般不会产生严重后果。但患有青光眼、颅内高压及低血压的患者禁用。

(5) 妥善保存。硝酸甘油须避光、密闭保存,置于阴凉、干燥之处,有效期一般为 1 年。最好放在深棕色玻璃瓶内,受随身携带者的体温等影响,更易失效,因此须定期更换。

(6) 如心绞痛患者在含药 5~10 分钟疼痛仍未缓解,应考虑以下 3 个原因:①长期用药产生了耐药性,需加大剂量;②病变进展,已发展为不稳定性心绞痛或心肌梗死;③药物失效。如果是第二个原因,则须急诊住院治疗。

(7) 经皮肤给药剂型,如软膏、贴片等,可明显延长作用时间,主要用于预防。

• **如何预防心肌梗死再发**

心肌梗死后应尤其注意二级预防,防止心肌梗死再发。患者首先需在医生指导下规范服药,控制高血压、糖尿病等风险因素,定期复查,预防心肌梗死再次发生,万一发生也要早期诊断、及时治疗。倡导健康的生活方式,可从"合理膳食、心理健康、适量运动、戒烟限酒"健康四大基石入手,调整自己的饮食习惯,注意合理膳食,提倡低脂肪、低胆固醇饮食;调整心态,让自己保持轻松愉快的心情;适当地参加运动锻炼;戒烟,不喝酒或少喝酒。在日常生活中还要特别注意以下几点。

(1)避免过度劳累。老年冠心病患者尤其要避免搬抬过重的物品,否则可能诱发心肌梗死。

(2)放松精神。保持愉快生活,对任何事情要能泰然处之。

(3)洗澡时要特别注意。不要在饱餐或饥饿状态下洗澡。水温最好与体温相当,洗澡时间不宜过长。冠心病较严重的患者洗澡时,应在家人或陪护人员帮助下进行。

(4)气候变化时要当心。在严寒或强冷空气影响下,冠状动脉可发生痉挛而诱发急性心肌梗死。因此,降温天气时,冠心病患者尤其要注意保暖或采取适当防护措施。

(5)学会识别心肌梗死的前兆症状并能及时采取措施。①既往无心绞痛的患者突然发生心绞痛,或原有心绞痛的患者发作突然明显加重,或无诱因自发发作;②心绞痛性质较以往发生改变、时间延长,使用硝酸甘油不易缓解;③疼痛伴有恶心、呕吐、大汗或明显心动过缓或过速;④心绞痛发作时伴气短、呼吸困难;⑤冠心病患者或老年人突然出现不明原因的心律失常、心力衰竭、休克或晕厥等情况时都应想到心肌梗死的可能性。上述症状一旦发生,必须认真对待,患者首先应卧床,保持安静,避免精神过度紧张;舌下含服硝酸甘油或喷雾吸入硝酸甘油,若不缓解,5分钟后可再含服1片。心绞痛缓解后去医院就诊。若胸痛20分钟不缓解或严重胸痛伴恶心、呕吐、呼吸困难、晕厥,应呼叫救护车送往医院。

(尉敏琦)

参考资料

[1] 丁宁. 唤醒内在的力量：老年人自处心理手册[M]. 广州：广东人民出版社，2018.

[2] 于普林. 老年医学[M]. 北京：人民卫生出版社，2017.

[3] 马静. 老年保健[M]. 北京：化学工业出版社，2008.

[4] 王娜，巢亮，张也，等. 定期健康体检对改善老年人遵医行为的效果观察[J]. 检验医学与临床，2019，16(11)：1570-1572.

[5] 中华人民共和国卫生部. 健康66条——中国公民健康素养读本[M]. 北京：人民卫生出版社，2008.

[6] 中华医学会健康管理学分会，中华健康管理学杂志编委会. 健康体检基本项目专家共识[J]. 中华健康管理学杂志，2014，8(2)：81-90.

[7] 中国老年医学学会高血压分会，国家老年疾病临床医学研究中心中国老年心血管病防治联盟. 中国老年高血压管理指南2019[J]. 中华高血压杂志，2019，2(27)：111.

[8] 中国营养学会编著. 中国居民膳食指南2016[M]. 北京：人民卫生出版社，2016.

[9] 叶博，高峻岭，傅华. 健康老龄化的潜在挑战——年龄歧视[J]. 健康教育与健康促进，2017，2(12)：7-11.

[10] 刘凤珍. 中老年百科大讲堂[M]. 北京：中国华侨出版社，2018.

[11] 刘凤珍. 健康常识大讲堂[M]. 北京：中国华侨出版社，2018.

[12] 刘晓红，康琳. 协和老年医学[M]. 北京：人民卫生出版社，2016.

[13] 李小鹰.中华老年医学[M].北京：人民卫生出版社,2016.

[14] 李建华.保健养生与禁忌[M].珠海：珠海出版社,2001.

[15] 汪耀.实用老年病学[M].北京：人民卫生出版社,2014.

[16] 张立强.12320精选宝典[M].上海：上海三联出版社,2008.

[17] 张立强.保健养生新概念[M].上海：上海远东出版社,2008.

[18] 张立强,魏晓敏.四季保健指导手册[M].上海：上海文化出版社,2010.

[19] 张丽.老年心血管系统结构和功能变化[J].中华临床医师杂志(电子版),2013,7(2)：460-464.

[20] 陈虾.健康·医[M].深圳：深圳报业集团出版社,2009.

[21] 邵秀英.女性更年期综合征的心理特点及护理[J].世界最新医学,2016,16(64)：272.

[22] 孟广轩.中老年健康指南[M].济南：山东大学出版社,2015.

[23] 孟庆.体检前饮食注意事项[J].中国保健营养,2016,3：92.

[24] 赵晓斌,刁连东.预防接种基本知识问答[M].香港：世界医药出版社,2001.

[25] 施仁潮.四季养生保健[M].北京：金盾出版社,1994.

[26] 钱岳晟,上海科普教育促进中心.健康有道：养心护脑血管通[M].上海：上海科学技术出版社,复旦大学出版社,上海科学普及出版社,2018.

[27] 康青松.定期健康体检对中老年人的重要性及影响[J].中外医学研究,2015,13(3)：154-155.

[28] 尉敏琦,黄晓霞.如何四季养生[M].上海：复旦大学出版社,2015.

[29] 程乐卿.季节养生健康一生[M].青岛：青岛出版社,2016.

[30] 谢丽娟.家庭养生常识1 000例[M].贵阳：贵州科技出版社,2018.

[31] 解恒革,田金洲,王鲁宁.中国记忆体检专家共识[J].中华内科杂志,2014,53(12)：1002-1006.

[32] 熊立凡."60岁开始读"科普教育丛书——健康体检[M].复旦大学出版社,2016.

图书在版编目(CIP)数据

老年人四季养生/尉敏琦,周热娜编著. —上海:复旦大学出版社,2021.6(2023.3 重印)
上海市老年教育推荐用书
ISBN 978-7-309-15597-6

Ⅰ.①老… Ⅱ.①尉… ②周… Ⅲ.①养生(中医)-老年教育-教材 Ⅳ.①R212

中国版本图书馆 CIP 数据核字(2021)第 084009 号

老年人四季养生
尉敏琦 周热娜 编著
责任编辑/江黎涵

复旦大学出版社有限公司出版发行
上海市国权路 579 号 邮编:200433
网址:fupnet@fudanpress.com http://www.fudanpress.com
门市零售:86-21-65102580 团体订购:86-21-65104505
出版部电话:86-21-65642845
上海丽佳制版印刷有限公司

开本 787×1092 1/16 印张 11.25 字数 141 千
2021 年 6 月第 1 版
2023 年 3 月第 1 版第 3 次印刷

ISBN 978-7-309-15597-6/R·1864
定价:45.00 元

如有印装质量问题,请向复旦大学出版社有限公司出版部调换。
版权所有 侵权必究